Mit freundlicher
Unterstützung von

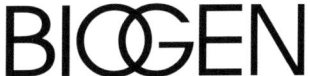

Therapieleitfaden Multiple Sklerose

Herausgegeben von
Volker Limmroth
Oliver Kastrup

12 Abbildungen
8 Tabellen

Georg Thieme Verlag
Stuttgart · New York

Dr. med. Volker Limmroth
Oberarzt, Leiter der MS-Ambulanz
Universität Essen
Neurologische Universitätsklinik
Hufelandstraße 55
45147 Essen

Dr. med. Oliver Kastrup
Oberarzt
Universität Essen
Neurologische Universitätsklinik
Hufelandstraße 55
45147 Essen

*Die Deutsche Bibliothek –
CIP-Einheitsaufnahme*

Limmroth, Volker:
Therapieleitfaden Multiple Sklerose /
Volker Limmroth ; Hans-Christoph
Diener. – Stuttgart : Thieme, 2001
ISBN 3-13-105681-9

Wichtiger Hinweis: Wie jede Wissenschaft ist die Medizin ständigen Entwicklungen unterworfen. Forschung und klinische Erfahrung erweitern unsere Erkenntnisse, insbesondere was Behandlung und medikamentöse Therapie anbelangt. Soweit in diesem Buch eine Dosierung oder eine Applikation erwähnt wird, darf der Leser zwar darauf vertrauen, dass Autoren, Herausgeber und Verlag große Sorgfalt darauf verwandt haben, dass diese Angabe dem **Wissensstand bei Fertigstellung des Buches** entspricht.

Für Angaben über Dosierungsanweisungen und Applikationsformen kann vom Verlag jedoch keine Gewähr übernommen werden. **Jeder Benutzer ist angehalten,** durch sorgfältige Prüfung der Beipackzettel der verwendeten Präparate und gegebenenfalls nach Konsultation eines Spezialisten festzustellen, ob die dort gegebene Empfehlung für Dosierungen oder die Beachtung von Kontraindikationen gegenüber der Angabe in diesem Buch abweicht. Eine solche Prüfung ist besonders wichtig bei selten verwendeten Präparaten oder solchen, die neu auf den Markt gebracht worden sind. **Jede Dosierung oder Applikation erfolgt auf eigene Gefahr des Benutzers.** Autoren und Verlag appellieren an jeden Benutzer, ihm etwa auffallende Ungenauigkeiten dem Verlag mitzuteilen.

© 2001 Georg Thieme Verlag
Rüdigerstraße 14
70469 Stuttgart

Printed in Germany

Umschlaggrafik: Stefan Killinger,
 Kornwestheim

Satz: Dr. Ulrich Mihr GmbH, Tübingen
 Satzsystem: 3B2 (5.64)
Druck: Grammlich, Pliezhausen
Buchbinderei: F. W. Held, Rottenburg

ISBN 3-13-105681-9   1 2 3 4 5 6

Geschützte Warennamen (Warenzeichen) werden **nicht** besonders kenntlich gemacht. Aus dem Fehlen eines solchen Hinweises kann also nicht geschlossen werden, dass es sich um einen freien Warennamen handelt.

Das Buch, einschließlich aller seiner Teile, ist urheberrechtlich geschützt. Jede Verwertung außerhalb der engen Grenzen des Urheberrechtsgesetzes ist ohne Zustimmung des Verlages unzulässig und strafbar. Das gilt insbesondere für Vervielfältigungen, Übersetzungen, Mikroverfilmungen und die Einspeicherung und Verarbeitung in elektronischen Systemen.

Adressen

Prof. Dr. Hans-Christoph Diener
Direktor der
Neurol. Universitätsklinik Essen
Hufelandstraße 55
45122 Essen
E-mail: h.diener@uni-essen.de

Dr. Arnd Dörfler
Oberarzt
Abteilung für Neuroradiologie
Universitätsklinikum Essen
Hufelandstraße 55
45122 Essen
E-mail: arnd.doerfler@
 uni-essen.de

Dr. Claus G. Haase
Neurol. Universitätsklinik Essen
Hufelandstraße 55
45122 Essen
E-mail: claus.haase@uni-essen.de

Dr. Lothar Hubrecht
Niedergelassener Neurologe
Ostwall 171
47798 Krefeld
E-mail: Dr.Hubrecht@t-online.de

Dr. med. Oliver Kastrup
Oberarzt
Neurol. Universitätsklinik Essen
Hufelandstraße 55
45147 Essen
E-mail: oliver.kastrup@
 uni-essen.de

Dr. med. Volker Limmroth
Oberarzt, Leiter der MS-Ambulanz
Neurol. Universitätsklinik Essen
Hufelandstraße 55
45147 Essen
E-mail: Volker.Limmroth@
 uni-essen.de

Dr. Matthias Maschke
Neurol. Universitätsklinik Essen
Hufelandstraße 55
45122 Essen
E-mail: matthias.maschke@
 uni-essen.de

Prof. Manfred Schedlowski
Direktor
Institut für Med. Psychologie
Universität Essen
Universitätsklinikum Essen
Hufelandstraße 55
45122 Essen
E-mail: manfred.schedlowski@
 uni-essen.de

Dr. Hans Wilhelm
Neurol. Universitätsklinik Essen
Hufelandstraße 55
45122 Essen

Vorwort

Liebe Leserinnen und Leser,

in den letzten Jahren gehörte die Multiple Sklerose zu den Gebieten der Neurologie, die sich sehr dynamisch entwickelten. Es wurde klar, dass MS nicht nur eine demyelinisierende Erkrankung ist, sondern dass frühe wie späte axonale Mechanismen eine entscheidende Rolle spielen. Diese Erkenntnisse bereichern nicht nur unser pathophysiologisches Verständnis, sondern haben auch therapeutische Konsequenzen, insbesondere hinsichtlich des Zeitpunktes, an dem eine Dauertherapie begonnen werden muss.

Therapeutisch hat sich insbesondere das Repertoire zur Behandlung der schubförmigen Verlaufsform deutlich erweitert. Neben inzwischen drei zugelassenen Interferon-Beta-Präparaten stehen mit Azathioprin, Glatirameracetat, Immunglobulinen, aber auch mit gut verträglichen Zytostatika wie Mitoxantron weitere Optionen zur Verfügung, die eine individuell abgestimmte Therapieentscheidung erlauben. Weniger befriedigend bleibt die Behandlung der chronisch progredienten Verlaufsformen, doch zeichnen sich auch hier erste tragfähige Therapiekonzepte ab.

Ziel dieses Buches ist es, einen möglichst vollständigen Überblick über den derzeitigen Stand der therapeutischen Möglichkeiten zu geben: zur Akutbehandlung, zur Eskalationstherapie, zur Dauerbehandlung des schubförmigen Verlaufs, zur Behandlung der chronisch progredienten Verlaufsformen, aber auch zur symptomatischen Therapie. Es war dabei das Anliegen der Autoren, so aktuell wie möglich zu bleiben, auch neueste Studienergebnisse zu verarbeiten und damit den Wissensstand am Ende des Jahres 2000 zusammenzufassen. Das Buch versucht darüber hinaus die aktuelle Diskussion der Fragen wiederzugeben, die sich aus den neuen pathophysiologischen Erkenntnissen ergeben: Welches Medikament für welchen Patienten? Wann mit der Therapie beginnen? Wie lange therapieren?

Neben den Autoren wirkt an einem Buch immer auch eine Reihe von Menschen im Hintergrund mit, die das Erscheinen und die erfolgreiche Umsetzung des Konzeptes erst möglich machen. Deshalb sei an dieser Stelle insbesondere Frau Sarita Patel, Frau Michaela Seitz und Herrn

Dr. Peter Amann für ihre logistische Hilfe herzlich gedankt. Auf Seiten des Verlages möchten wir uns für die professionelle und geduldige Betreuung durch Frau Dr. Ute Mader, Frau Solveig Wiener und Herrn Dr. Harlich Kübler bedanken.

Wir hoffen, allen Kollegen, die MS-Patienten betreuen, einen aktuellen Ratgeber an die Seite geben zu können und sind dankbar für Anregungen und Kritiken.

Essen, im Winter 2000   Volker Limmroth,
Oliver Kastrup

Geleitwort

In den letzten Jahren haben sich die Erkenntnisse zur Pathophysiologie der MS gemehrt wie selten zuvor. Es haben sich auch erfreulicherweise neue Behandlungsalternativen eröffnet. Aufgrund des raschen Zuwachses der wissenschaftlichen Erkenntnisse und der Vielzahl der jüngst publizierten Studien ist es für den klinisch tätigen Neurologen nicht immer leicht, den aktuellen Stand im Überblick zu behalten. Die Autoren dieses Therapiebuches haben sich bemüht, einen Leitfaden herauszugeben, der die neuesten wissenschaftlichen Erkenntnisse zur Pathologie, Pathophysiologie und Diagnostik der Multiplen Sklerose verständlich präsentiert. Das besondere Augenmerk liegt auf der Vielfalt der aktuell zur Verfügung stehenden Behandlungsoptionen. Dabei stehen neben der Aktualität die anschauliche Darstellung und das praktische Umsetzen der Therapieleitlinien im Vordergrund.

Das Buch soll sowohl dem Spezialisten zur Vertiefung dienen als auch dem Nicht-Neurologen eine praktische und übersichtliche Hilfe bei therapeutisch wichtigen Entscheidungen sein. Der Wert dieses Buches liegt insbesondere auch in der Beachtung der für Patienten besonders im Alltag relevanten Fragestellungen, die seltener erörtert werden: Bedeutung und Evaluation neuropsychologischer Defizite, Therapie der Multiplen Sklerose in der Schwangerschaft und – sehr ausführlich – die symptomatische Zusatzbehandlung, die nicht selten wenn individuell richtig durchgeführt, eine deutliche Verbesserung der Lebensqualität erreichen kann. Bleibt zu hoffen, dass die klaren Richtlinien dieses Leitfadens möglichst vielen Kollegen, die MS-Patienten betreuen, therapeutische Entscheidungen erleichtern werden.

Essen, im November 2000   Hans-Christoph Diener

Inhaltsverzeichnis

1 Ätiologie und Pathophysiologie ··· 1

1.1 Epidemiologie, Genetik und Immunologie ··· 2
V. Limmroth, C. G. Haase

Epidemiologische Aspekte ··· 2
Genetische Aspekte ··· 3
Histologische Aspekte ··· 4
Immunologische Mechanismen ··· 5

1.2 Neue Erkenntnisse zu strukturellen Veränderungen: Axonale Läsionen und zerebrale Atrophie ··· 9
V. Limmroth, O. Kastrup

Klinische und experimentelle Hinweise auf axonale Läsionen ··· 9
Nachweis axonaler Läsionen auch in frühen Stadien der MS ··· 11
Klinische Bedeutung axonaler Läsionen ··· 11
Zerebrale Atrophie ··· 12
Zerebrale und spinale Atrophie – ein Verlaufsparameter in allen Stadien der Erkrankung? ··· 13

2 Diagnostik und Klinik ··· 17

2.1 Moderne MR-Bildgebung ··· 18
O. Kastrup, A. Dörfler

Radiologische Charakteristika MS-typischer Läsionen ··· 19
Kontrastmittel ··· 22
Kraniales MR-Protokoll zur MS-Diagnostik ··· 25
Spinale Bildgebung ··· 25
Korrelation MR-Befunde – Grad der klinischen Behinderung ··· 27
Hirnatrophie und Rückenmarksatrophie als quantitative Parameter ··· 28
Neue Techniken der MR-Bildgebung ··· 28

2.2 Diagnostik und Beurteilung neuropsychologischer und kognitiver Defizite ··· 31
V. Limmroth, H. Wilhelm, M. Schedlowski

Formen und Verlauf MS-bedingter neuropsychologischer Defizite ··· 32
Testverfahren zur Evaluierung neuropsychologischer Defizite ··· 32
Studien zu Verlauf und Therapie neuropsychologischer Defizite ··· 33
Weitere Studien, symptomatische und nicht-medikamentöse Behandlungsansätze ··· 34

2.3 Handhabung wichtiger Rating-Skalen ··· 38
O. Kastrup

Expanded Disability Status Scale ··· 38
Andere Skalen ··· 39
Neue Entwicklungen ··· 40

3 Therapie ··· 41

3.1 Standards der Akuttherapie ··· 42
O. Kastrup, M. Maschke

Schubbehandlung ··· 42
Indikation ··· 44
Wirkmechanismus ··· 44
Praktische Therapieempfehlung ··· 44

3.2 Dauerbehandlung der schubförmigen Verlaufsform ··· 47
V. Limmroth, O. Kastrup, H.-C. Diener

Früher Therapiebeginn? ··· 47
Stufentherapie: Dauerbehandlung und Eskalationstherapie ··· 50
Konzepte der Zukunft ··· 51

3.3 Azathioprin ··· 53
M. Maschke

Pharmakologie ··· 53
Wirkmechanismus ··· 54
Studien zur Wirksamkeit ··· 54
Azathioprin in der Behandlung der schubhaft remittierenden („relapsing-remitting") MS ··· 56
Nebenwirkungen von Azathioprin ··· 57

Azathioprin und Krebsrisiko ··· 58
Azathioprin und Schwangerschaft ··· 58

3.4 Interferon-β-Präparate ··· 62
V. Limmroth, O. Kastrup
Pharmakologie ··· 63
Wirkmechanismus ··· 64
Studien zur Wirksamkeit ··· 64
Wirksamkeit bei der sekundär chronisch-progredienten Verlaufsform ··· 68
Die Rolle neutralisierender Antikörper ··· 69
Nebenwirkungen ··· 70

3.5 Glatirameracetat (Copolymer-1) ··· 73
C. G. Haase
Pharmakologie ··· 73
Wirkmechanismus ··· 74
Studien zur Wirksamkeit ··· 74
Nebenwirkungen ··· 75

3.6 Intravenöse Immunglobuline ··· 78
C. G. Haase, V. Limmroth
Pharmakologie ··· 78
Wirkmechanismus ··· 78
Studien zur Wirksamkeit ··· 80
Nebenwirkungen ··· 81

3.7 Zytostatika ··· 84
M. Maschke
Mitoxantron (Novantron®) ··· 85
Cyclophosphamid (Endoxan®) ··· 86
Cyclosporin A (Sandimmun®) ··· 89
Methotrexat (z. B. Metex 7.5®) ··· 91
Cladribin (syn. 2.2-Chlorodeoxyadenosin; Leustatin® Injektionslösung) ··· 92

3.8 Nicht-medikamentöse Behandlungsformen: Ganzkörperbestrahlung, periphere Blutstammzelltransplantation und Plasmapherese ··· 95
M. Maschke, C. G. Haase

Ganzkörperbestrahlung (Total lymphoid irradiation) ··· 95
Knochenmarkstransplantation und periphere
Stammzelltransplantation ··· 96
Plasmapherese/Immunadsorption ··· 99

3.9 Behandlungsansätze bei chronisch-progredienten Verlaufsformen ··· 102
O. Kastrup, V. Limmroth, M. Maschke

Therapieansätze bei chronisch-progredienter
Multipler Sklerose ··· 103
Pragmatische Therapie der chronisch-progredienten
Multiplen Sklerose ··· 110

3.10 Symptomatische Therapie ··· 114
V. Limmroth, O. Kastrup, L. Hubrecht

Behandlung chronischer Schmerzen ··· 114
Behandlung von Energielosigkeit, Leistungsabfall,
Fatigue-Syndrom ··· 118
Behandlung der Spastizität ··· 121
Behandlung des Tremors ··· 124
Behandlung von Depressionen und anderen affektiven
Störungen ··· 126
Behandlung von Störungen des Urogenitaltraktes ··· 128

3.11 Multiple Sklerose und Schwangerschaft: Möglichkeiten und Grenzen der Therapie ··· 132
O. Kastrup, V. Limmroth

Historischer Rückblick ··· 132
Aktuelle Studien ··· 133
Immunologische Mechanismen ··· 133
Therapie der Multiplen Sklerose in der Schwangerschaft ··· 135
Multiple Sklerose und Stillen ··· 137
Multiple Sklerose und Epiduralanalgesie während
der Entbindung ··· 137

Sachverzeichnis ··· 140

1 Ätiologie und Pathophysiologie

1.1 Epidemiologie, Genetik und Immunologie

V. Limmroth und C. G. Haase

Es darf inzwischen als gesichert gelten, dass die Multiple Sklerose eine Autoimmunerkrankung ist, bei der sich immunologische und inflammatorische Prozesse gegen die anatomische Einheit aus Oligodendrozyt und Myelin, aber auch gegen das Axon selbst richten. Zwar sind heute zahlreiche Aspekte der Genetik, Histopathologie und immunologischen Details der Entzündungsreaktion umfassend untersucht, doch ist der genaue pathophysiologische Ablauf der Erkrankung nach wie vor unklar. Im folgenden Abschnitt wird der aktuelle Kenntnisstand der verschiedenen pathophysiologischen Aspekte dargelegt. Die neueren Konzepte zur axonalen Schädigung werden im Kapitel 1.2 ausführlich besprochen.

Epidemiologische Aspekte

Epidemiologische Studien können wichtige Erkenntnisse zur Klärung der Frage beitragen, inwieweit genetische Faktoren oder Bedingungen wie Lebensraum, Kultur, Ernährungsgewohnheiten oder andere Bereiche des Lebensumfelds ursächlich zur Entstehung der Erkrankung beitragen. Im Falle der MS besteht hinsichtlich von Prävalenz und Inzidenz ein deutliches Nord-Süd- oder besser Kalt-warm-Gefälle. Während in Nordeuropa und Nordamerika hohe Prävalenzraten mit 80–100 Personen pro 100000 Einwohner zu finden sind, nimmt die Prävalenz in Richtung Süden deutlich ab. In der schwarzen Bevölkerung Afrikas ist die Erkrankung quasi unbekannt. Selbst unter der weißen Bevölkerung Südafrikas besteht mit 10 Erkrankten pro 100000 Einwohnern eine deutlich niedrigere Prävalenz als in anderen westlichen Ländern der Nordhalbkugel. Dass Umweltfaktoren – wie das Erregerreservoir einer Region – zumindest an der Entstehung der Erkrankung beteiligt sind, konnte durch Migrationsstudien eindrucksvoll belegt werden. Dabei zeigte sich, dass Menschen, die aus einer Region mit hoher Prävalenz während ihrer Kindheit in eine Region niedriger Prävalenz dauerhaft migrieren, das Erkrankungsrisiko des Ziellandes annehmen. Umgekehrt erhöht sich das Erkrankungsrisiko für Menschen deutlich, die aus einer Region mit niedriger Prävalenz in eine Region hoher Prävalenz umsiedeln. Die relevante Altersgrenze zum Erwerb des „Gastland-Risikos" scheint vor dem 10.–15. Lebensjahr zu liegen. Danach entspricht das Erkrankungsrisiko der Region, in der der Patient aufgewachsen ist. Frauen sind mit einem Verhältnis von 2–3:1 häufiger betroffen als Männer.

Genetische Aspekte

Bis heute ist kein spezifischer Gendefekt gefunden worden. An einer genetischen Disposition zur Entwicklung der Erkrankung besteht jedoch kein Zweifel. So zeigten mehrere Studien eindeutig, dass nahe Verwandte von MS-Kranken ein mit dem Verwandtschaftsgrad deutlich ansteigendes Risiko haben, an MS zu erkranken. Auch Zwillingsstudien ergaben eindeutig, dass eineiige Zwillinge ein um den Faktor 10 erhöhtes Erkrankungsrisiko im Vergleich zu zweieiigen Zwillingen haben [9,10]. Selbst bei eineiigen nicht erkrankten Zwillingen findet sich bei sorgfältiger klinischer und neurophysiologischer Abklärung häufig eine stumme, subklinische Krankheitsaktivität.

Pathophysiologisch von Bedeutung scheint jedoch die Assoziation mit spezifischen HLA-Allelen. Dabei ist bereits seit längerem bekannt, dass Träger des HLA DR2-Allels (Chromosom 6) ein deutlich erhöhtes Erkrankungsrisiko besitzen. Viele Studien haben versucht, spezifische genetische Marker zu finden, wobei sich auch in jüngerer Zeit kein eindeutiger Marker finden ließ. Vielmehr deutet sich an, dass nicht ein einzelnes Gen, sondern die Kombination bestimmter Gene das Erkrankungsrisiko erhöhen [4]. In-vitro-Arbeiten an Zellkulturen von Patienten konnten ferner belegen, dass Lymphozyten von HLA-DR2-tragenden Patienten wichtige proinflammatorische Zytokine wie Tumor-Nekrose-Faktor alpha (TNF-α) in einem wesentlich höheren Maße synthetisieren und freisetzen. Auch wenn ein Erbgang mit einem spezifischen Gendefekt bis heute nicht nachgewiesen werden konnte, besteht wahrscheinlich aber eine genetische Disposition des betroffenen Organismus auf einen spezifischen immunologischen Reiz mit der verstärkten (nicht physiologischen) Ausschüttung von proinflammatorischen Zytokinen zu reagieren [11]. Mehr noch, nicht nur die Freisetzung der zytotoxischen Zytokine, sondern das individuelle Zusammenspiel von inflammatorischen (überwiegend Th 1-Lymphozyten) mit den ebenfalls sezernierten antiinflammatorischen Zytokinen anderer T-Lymphozyten-Populationen (v. a. Th 2-Lymphozyten) scheint eine entscheidende Rolle für das Ausmaß des inflammatorischen Prozesses zu spielen. Die Syntheserate einzelner Zytokin-Gruppen ist dabei möglicherweise so individuell wie ein Fingerabdruck.

Histologische Aspekte

Schon Charcot konnte in Sektionspräparaten die typischerweise periventrikulär gelegenen und dann radial mit den Gefäßen verlaufenden Entmarkungsherde erkennen. Im Verlauf der Erkrankung durchlaufen diese Herde verschiedene Stadien, die auch makroskopisch nachvollzogen werden können. Während frische Herde eher rosafarben und von unveränderter Größe sind, sind ältere Herde eher gräulich und verhärtet („Sklerose") und führen durch Schrumpfung zu einer Atrophie der gesamten Umgebung. Die Regenerationsfähigkeit der Myelinscheide korreliert dabei mit der Anzahl der noch aktiven und funktionsfähigen Oligodendrozyten [7]. Histopathologisch wurden bisher drei Stadien der Läsionen unterschieden [1]:
1. frühaktive Läsionen (akute Entzündungsreaktion aller Hauptbestandteile des Myelons, Störung der Blut-Hirn-Schranke),
2. späte aktive Läsionen (ausgeprägter Myelinabbau, ohne Nachweis von Myelin-Oligodendrozyten-Glykoproteinen oder CNPase),
3. inaktive demyelinisierte Läsionen.

Inzwischen besteht jedoch auch kein Zweifel mehr daran, dass die axonale Schädigung eine wichtige Rolle für die bleibenden Defizite spielt und – anders als bisher vermutet – bereits in sehr frühen Stadien der Erkrankung auftreten kann (s. Kapitel 1.2). Anhand von Autopsie-Präparaten konnte noch eine wesentliche Erkenntnis in diesem Zusammenhang gewonnen werden: die Art der Demyelinisierung ist von Patient zu Patient sehr unterschiedlich und führt damit offensichtlich zu unterschiedlichen klinischen Bildern. Neben der T-Lymphozyten-vermittelten (also autoimmunologisch geprägten) Entzündungsreaktion als Ausdruck einer beginnenden Demyelinisierung gibt es auch am ehesten Toxin-vermittelte Demyelinisierungen mit einer primären Oligodendrozyten-Dystrophie [5], also einer sehr viel intensiveren Strukturauflösung, die klinisch bereits initial kaum mehr behandelbare Symptome verursacht. Offensichtlich besteht also eine bisher in diesem Umfang nicht vermutete Heterogenität der MS-Plaques mit wahrscheinlich unterschiedlichen pathologischen Abläufen, die zwischen den Patienten erheblich variieren kann und somit auch unterschiedliche Verläufe (schubförmig oder primär chronisch progredient) erklären könnte. Die Gegenüberstellung von histologischen Befunden mit kernspintomographischen Untersuchungen zeigte ferner, dass Läsionen im frühen Stadium aufgrund der ausgeprägten Schrankenstörung reichlich Gadolinium aufnehmen, im T_2-gewichteten Bild jedoch eher mit einer schwächeren Signalintensität imponieren. Spät aktive oder ältere Läsionen zeigen sich im T_2-Bild eher hyperintens und eine inhomogene Gadoliniumaufnahme. Axonale Läsionen hingegen korrelieren besser mit hypointensen Herden in T_1-gewichteten Bildern [2].

Immunologische Mechanismen

Es erscheint inzwischen als eindeutig, dass aktivierte T-Lymphozyten die immunologische Schlüsselrolle bei der Entwicklung der Erkrankung spielen. Der initiale Schritt ist dabei die „periphere Aktivierung". In frühen Jahren des Lebens kommen T-Lymphozyten mit Antigenen in Kontakt und werden „aktiviert". Ob es sich dabei um einen bestimmten Erreger handelt, ist unklar. Wahrscheinlich handelt es sich aber um verschiedene Erreger bzw. Proteine, deren Struktur abschnittsweise eine sequenzielle Homologie mit einem Strukturprotein des menschlichen Myelons aufweist. Zwar kommen einzelne Erreger immer wieder als potenzielle Kandidaten ins Gespräch (zuletzt Campylobacter), doch erscheint ein einzelner Erreger als Verursacher eher unwahrscheinlich.

Auch die Vorstellung, dass das zentrale Nervensystem keiner immunologischen Kontrolle unterliegt und aktivierte Lymphozyten nur unter pathologischen Bedingungen die Blut-Hirn-Schranke passieren, ist überholt. Vielmehr „patrouillieren" aktivierte Lymphozyten ständig im ZNS und haben eine wichtige immunologische Schutzfunktion. Der Eintritt der Lymphozyten erfolgt durch die Expression von Adhäsionsmolekülen am Gefäßendothel. Der so angeheftete Lymphozyt rollt dann am Endothel entlang, bis er eine Eintrittspforte durch die Blut-Hirn-Schranke findet. Nach heutiger Vorstellung sind diese Mechanismen ein physiologischer Bestandteil der immunologischen Kontrolle des ZNS.

Grundsätzlich können T-Zellen in Th1- (T-Helfer-Zellen) und Th2-Zellen unterteilt werden. Th1-Zellen sezernieren im aktivierten Zustand spezifische proinflammatorische Zytokine, insbesondere TNF-α, Lymphotoxin, Interferon-gamma (IFN-γ) und Interleukin 2. Sie stimulieren damit Makrophagen und schädigen das Zielgewebe. Passend dazu konnte klinisch ein Zusammenhang zwischen Erkrankungsaktivität und einer erhöhten Expression von TNF-α nachgewiesen werden [8]. Während sonst im peripheren Blutkreislauf Monozyten und Makrophagen ein einmal wahrgenommenes Antigen aufnehmen, T-Zellen anbieten und phagozytieren, richten sich analog dazu im ZNS die inflammatorischen Mechanismen gegen die antigenpräsentierenden Zellen, in diesem Fall Mikroglia, Astrozyten und insbesondere Oligodendrozyten sowie das von ihnen gebildete Myelin.

Weitere Mechanismen sind erst kürzlich bekannt geworden. Inflammatorische Zytokine wie TNF-α verursachen eine Herabregulation von Enzymketten, die Glutamat – den wichtigsten exzitatorischen Neurotransmitter des Gehirns – abbauen. Damit entsteht eine unphysiologisch hohe Glutamatkonzentration und ein Übermaß an Neurotoxizität, das Myelin wie Axone schädigt [6]. Welche Struktur genau das eigentliche Autoantigen darstellt, ist noch nicht bekannt. Die wichtigsten Kandidaten sind das Proteolipidprotein (PLP), das etwa 50% des Proteingehalts der Myelinscheiden ausmacht, das basische Myelinprotein (MBP), das myelinassoziierte Glykoprotein (MAG) sowie das Myelin-Oligodendrozyten-Glykoprotein (MOG). Alle genannten Proteine konnten in spezifischen Tiermodellen als Autoantigene fungieren.

Th2-Zellen sezernieren eher antiinflammatorische Zytokine wie IL-4 und IL-10, die die Funktion von inflammatorischen T-Zellen reduzieren können. In der Restitutionsphase beim Menschen ist eine höhere Aktivität dieses Zelltyps nachgewiesen worden. Dennoch unterstützt diese Untergruppe der Th-Zellen wiederum auch die Antikörper-Synthese von B-Lymphozyten, so dass hier möglicherweise auch Mechanismen unterstützt werden, die den Entzündungsprozess chronifizieren und perpetuieren. Die genaue Funktion der Th2-Zellen und ihr möglicher therapeutischer Nutzen sind derzeit Gegenstand intensiver Forschung. Auch die Funktion der B-Lymphozyten ist in diesem Zusammenhang noch unklar. Zwar können B-Lymphozyten in einem nur wesentlich geringeren Anteil in den perivaskulären Infiltraten gefunden werden, doch sind sie fast nur in aktiven, frischen Herden, nicht jedoch chronisch demyelinisierten Plaques zu finden. Auch das im Rahmen der Diagnostik im Liquor nachgewiesene IgG (oligoklonale Banden) stammt von IgG-synthetisierenden B-Lymphozyten.

Der Ablauf des Entzündungsprozesses könnte also schematisiert folgendermaßen aussehen (die Details sind sicher wesentlich komplizierter):

1. T-Lymphozyten werden peripher durch bisher noch unbekannte Antigene aktiviert. Im Rahmen der Aktivierung erfolgt durch die Freisetzung spezifischer Zytokine die Expression von sog. Integrinen und Adhäsionsmolekülen aus der Immunglobulin-Superfamilie wie ICAM-1 (intrazelluläres Adhäsionsmolekül 1), die das Festsetzen der aktivierten T-Zellen am Gefäßendothel ermöglichen.
2. Der aktivierte T-Lymphozyt durchwandert die Blut-Hirn-Schranke und trifft auf sein Antigen.
3. Eine Kaskade von inflammatorischen Prozessen wird initiiert, vor allem die Synthese und Sezernierung inflammatorischer Zytokine wie TNF-α und IFN-γ aber auch anderen Mediatoren.
4. Durch die Freisetzung der proinflammatorischen Zytokine werden die intakten Gefäßstrukturen, die einen Bestandteil der Blut-Hirn-

Schranke darstellen, weiter aufgelöst, so dass die Migration der T-Zellen an bisher von der Blut-Hirn-Schranke geschützte Strukturen ermöglicht wird [3].
5. Im weiteren Verlauf der T-Zell-Migration kommt es zur Freisetzung myelintoxischer Mediatoren; der inflammatorische Prozess wird durch Myelin-Antikörper weiter verstärkt.
6. Es folgen sekundäre inflammatorische Effekte wie Ödembildung, Affektion und später auch Untergang der einzelnen Myelinbestandteile sowie axonale Läsionen.

Modulierend in diesem Prozess scheinen die Zytokine der Th2-Zellen, insbesondere IL-4 und IL-10, die das Ausmaß der Entzündungsreaktion möglicherweise begrenzen und vermehrt in stabilen Krankheitsphasen nachgewiesen werden können.

Zusammenfassung

Grundlage der Erkrankung ist die periphere Aktivierung von T-Lymphozyten. Genetisch determiniert kommt es bei bestimmten Individuen zu einer (pathologisch hohen) Synthese und Sezernierung von inflammatorischen Zytokinen, die zum einen die Adhäsion der aktivierten Zellen am Gefäßendothel ermöglichen und damit die Integrität der Blut-Hirn-Schranke lokal auflösen. Nach Migration der T-Zellen an spezifische Bestandteile des Myelons entsteht hier der eigentliche das Myelon zerstörende Entzündungsprozess durch die Freisetzung weiterer myelintoxischer Mediatoren. Ausmaß und Umfang der Entzündungsreaktion werden ferner durch weitere Faktoren wie Synthese und Freisetzung von antiinflammatorischen Zytokinen moduliert, deren Expression ebenfalls genetisch determiniert ist.

Literatur

[1] Brück W, Porada P, Poser S, et al. Monocyte/macrophage differentiation in early multiple sclerosis lesion. Ann Neurol 1995; 38: 788–796

[2] Brück W, Bitch A, Kolenda H, et al. Inflammatory central nervous system demyelination: correlation of magnetic resonance imaging findings with lesion pathology. Ann Neurol 1997; 42: 783–793

[3] Cannella B, Raine CS. The adhesion molecule and cytokine profile of multiple sclerosis lesions. Ann Neurol 1995; 37: 424–435

[4] Epplen C, Jackel S, Santos EJ, et al. Genetic predisposition to multiple sclerosis as revealed by immunoprinting. Ann Neurol 1997; 41: 341–352

[5] Lucchinetti C, Bruck W, Parisi J, et al. Heterogeneity of multiple sclerosis lesions: implications for the pathogenesis of demyelination. Ann Neurol 2000; 47: 707–717

[6] Pitt D, Werner P, Raine CS. Glutamate excitotoxicity as a mechanism for axonal damage in multiple sclerosis. Neurology 2000; 45 (Suppl 3): S 50.002

[7] Raine CS. The Norton Lecture: a review of the oligodendrocyte in the multiple sclerosis lesion. J Neuroimmunol 1997; 77: 135–152

[8] Rieckmann P, Albrecht M, Kitze B, et al. Tumor necrosis factor-alpha messenger RNA expression in patients with relapsing-remitting multiple sclerosis is associated with disease activity. Ann Neurol 1995; 37: 82–88

[9] Sadovnick AD, Ebers GC. Genetics of multiple sclerosis. Neurol Clin 1995; 13: 99–118

[10] Sadovnick AD, Ebers GC, Dyment DA, et al. Evidence for genetic basis of multiple sclerosis. Lancet 1996; 347: 1728–1730

[11] Zipp F, Weber F, Huber S, et al. Genetic control of multiple sclerosis: increased production of lymphotoxin and tumor necrosis factor-alpha by HLA-DR2 + T cells. Ann Neurol 1995; 38: 723–730

1.2 Neue Erkenntnisse zu strukturellen Veränderungen: Axonale Läsionen und zerebrale Atrophie

V. Limmroth und O. Kastrup

Auch heute noch wird die Multiple Sklerose von fast allen gängigen Lehrbüchern der Neurologie und Neuropathologie als demyelinisierende Erkrankung beschrieben. Die Einordnung als (rein oder überwiegend) demyelinisierende Erkrankung basierte auf der Beobachtung, dass bei der MS im Vergleich zu anderen pathologischen Zuständen des zentralen Nervensystems, wie Enzephalitiden oder Ischämien, axonale Strukturen relativ unverändert bleiben. Auch die in der klinischen Diagnostik verwendeten neurophysiologischen Testverfahren, bei denen überwiegend Latenzverzögerungen und Leitungsblöcke als diagnostische Kriterien im Vordergrund stehen, deuten eher auf demyelinisierende als auf axonale Vorgänge. Spätestens seit Mitte/Ende der neunziger Jahre konnten jedoch neue bildgebende Verfahren, insbesondere die Kernspinspektroskopie dazu beitragen, Charcots Beobachtungen einer axonalen Beteiligung bei der MS zu bestätigen. Es darf daher heute als gesichert gelten, dass axonale Läsionen bei der MS eine ebenso wichtige, wenn nicht sogar die entscheidende Rolle für die Entwicklung bleibender Behinderungen spielen und als gemeinsame Endstrecke aller pathologischen Vorgänge im Rahmen der MS zu sehen sind.

Klinische und experimentelle Hinweise auf axonale Läsionen

Schon Charcot (und einige Autoren nach ihm) hatte Mitte des vorletzten Jahrhunderts auf axonale Schädigungsmuster bei MS-Plaques hingewiesen [2]. Diese Erkenntnisse fanden jedoch wenig Eingang in die Literatur [6] und erlebten erst Anfang der 90er Jahre durch Anwendung moderner Bildgebungstechniken und neuer histologischer Labeling-Techniken eine ungeahnte Renaissance. Einen überzeugenden klinischen Nachweis, dass demyelinisierende Mechanismen nicht alle Defizite bei der MS erklären können, gaben Youl et al. (1991). In einer eleganten Kombination aus neurophysiologischen und kernspintomographischen Befunden konnten sie zeigen, dass sich die Leitfähigkeit des Nervus opticus auch in demyelinisierten Abschnitten wieder normalisieren kann. Damit wurde klar, dass identischen klinischen Symptomen

1 Ätiologie und Pathophysiologie

offensichtlich unterschiedliche pathophysiologische Vorgänge zugrunde liegen können, d. h. wie im Falle der Retrobulbärneuritis sowohl durch Mechanismen am Myelon (am ehesten im Rahmen des inflammatorischen Prozesses) als auch (später) durch Läsionen am Axon. Es bedeutet aber auch, dass sich nach der klinischen Restitution der Symptomatik der Entzündungsprozess im Myelon limitiert oder eine Remyelinisierung begonnen haben kann.

Tierexperimentell konnten diese Beobachtungen bestätigt werden. Anhand von sog. Knockout-Mäusen (diesen Mäusen ist experimentell ein spezifisches Gen ausgeschaltet worden), die entweder keine MHC-I- oder MHC-II-Proteine bilden konnten, zeigten Rivera-Quinones et al. (1998), dass die Mäuse, die MHC-I-defizient waren, zwar im Rahmen von Entzündungsprozessen umfangreiche Demyelinisierungen entwickelten, aber keine neurologischen Ausfälle zeigten. MHC-II-defiziente Mäuse hingegen entwickelten die gleichen Demyelinisierungen, aber schwerste neurologische Defizite. Auch wenn diese experimentellen Befunde nicht direkt auf den Menschen übertragen werden können, ergaben sich hieraus drei wichtige Erkenntnisse, die unsere bisherigen Vorstellungen über die Zusammenhänge zwischen klinischer Symptomatik und pathophysiologischen Mechanismen nachhaltig verändern werden:

1. Anders als bisher vermutet, korrelieren klinische Symptomatik und Demyelinisierung nur unter spezifischen Bedingungen (akute Entzündungsreaktion) miteinander, dürfen sonst jedoch nicht in einem direkten Zusammenhang gesehen werden.
2. Die Restitution klinischer Symptome kann auch bei kompletter Demyelinisierung erfolgen und ist daher kein Zeichen einer Remyelinisierung.
3. Offensichtlich gibt es Mechanismen, die auch nach einer Demyelinisierung die Funktion des Myelons in einem gewissen Umfang übernehmen können.

Über diese „Ersatz-Mechanismen" bei kompletter Demyelinisierung ist bisher wenig bekannt. Experimentelle Daten deuten darauf hin, dass es nach erfolgter Demyelinisierung zu einer verstärkten Expression von Natriumkanälen auf dem Axon kommt, die die Leitfähigkeit wieder deutlich verbessern [11]. Sollten sich diese ersten Beobachtungen weiter bestätigen, müssen nicht nur die meisten Lehrbücher umgeschrieben werden, sondern es ergeben sich durch die Förderung dieser Ersatzmechanismen möglicherweise auch neue Therapieansätze.

Nachweis axonaler Läsionen auch in frühen Stadien der MS

Mitte bis Ende der 90er Jahre wurden Umfang und Details axonaler Läsionen ausführlich histologisch analysiert. Dabei gelang der Nachweis, dass axonale Läsionen in ganz unterschiedlichem Ausmaß bei MS-Patienten vorkommen [3,10]: von einer geringgradigen Affektion des Axon bis hin zur Wallerschen Degeneration. Erstaunlich war dabei, dass axonale Läsionen nicht nur in Fällen langer Erkrankungsdauer zu erkennen waren, sondern auch im Rahmen frischer Erkrankungen nur wenige Wochen nach Erkrankungsbeginn. Neueste tierexperimentelle Studien belegen nun, dass diese axonalen Schädigungen wiederum gut mit dem Ausmaß der inflammatorischen und demyelinisierenden Prozesse korrelieren [4]. Daraus ergibt sich eine weitere Erkenntnis: Axonale Schädigungen können offensichtlich auch akut durch die Mediatoren des inflammatorischen Prozesses am Myelon – Zytokinen, proteolytischen Enzymen, oder freien Radikalen –, also in einem sehr frühen Stadium der Entzündung bzw. des Schubes verursacht werden. Aus klinischer Sicht müssen daher mindestens zwei Formen der axonalen Schädigung differenziert werden: eine reversible axonale Affektion und ein irreversibler axonaler Verlust.

Klinische Bedeutung axonaler Läsionen

In Studien von Trapp und anderen waren ferner auch ausgeprägte axonale Läsionen außerhalb von Plaques zu erkennen. Das wiederum korrelierte gut mit Beobachtungen aus kernspinspektroskopischen Studien. Bereits Anfang der neunziger Jahre hatten verschiedene Arbeitsgruppen berichtet, dass in sonst unauffälligen Bereichen der weißen Substanz ein deutlicher Abfall von N-Acetylaspartat (NAA), einem Marker der axonalen/neuronalen Integrität, zu erkennen war. Ausmaß und Umfang des NAA-Abfalls korrelierte in mehreren Studien besser mit der klinischen Symptomatik und dem Behinderungsgrad als Untersuchungen der sog. „lesion-load" (Läsionsmenge) in der T_2-Gewichtung [1]. Darüber hinaus zeigte sich, dass die NAA-Reduktion in der Kernspinspektroskopie im Falle einer klinischen Remission auch wieder reversibel war. Daraus ergab sich ein weiterer Hinweis, dass axonale Prozesse graduell verlaufen und zunächst reversibel bleiben können. Vor dem Hintergrund dieser Beobachtungen lassen sich nun auch die unterschiedlichen klinischen Formen der MS – schubförmig-remittierend, sekundär und chronisch progredient – besser erklären.

Aufgrund dieser Beobachtungen postulieren inzwischen nicht wenige Autoren, dass die klinische Bedeutung axonaler Läsionen wesentlich wichtiger ist als bisher angenommen. Für die Bildung klinischer Symptome sind axonale Läsionen (mindestens) mitverantwortlich. Mehr noch, axonaler Untergang stellt hiernach die eigentliche Ursache bleibender Behinderungen dar. In dieses Konzept passt auch die bisher nicht geklärte Beobachtung, dass bei einigen MS-Patienten eine chronisch progrediente Zunahme der Behinderung zu beobachten ist, obwohl sie keine Zeichen einer Krankheitsaktivität in der Kernspintomographie bieten und auf eine antiinflammatorische Therapie nicht ansprechen.

Unter therapeutischen Gesichtspunkten erscheint die Erkenntnis wichtig, dass axonale Läsionen bereits zu Beginn der Erkrankung auch im Rahmen des Entzündungsprozesses auftreten können. Sofern sich dieses Konzept der axonalen Degeneration als Ursache bleibender Behinderungen als richtig erweist, gälte es, axonale Schäden soweit und früh wie möglich zu verhindern, ein weiteres Argument möglichst früh therapeutisch einzugreifen.

Zerebrale Atrophie

Aus neuropathologischen Untersuchungen ist gut bekannt, dass bei nicht wenigen Patienten im Laufe der Erkrankung eine Atrophie von Gehirngewebe und/oder Rückenmark erkennbar wird. Auch in der Prä-Kernspinära war dies computertomographisch und myelographisch gut dokumentiert. Die beliebige Wiederholbarkeit der Kernspintomographie erlaubte es in den letzten Jahren jedoch, diesen Aspekt auch prospektiv zu untersuchen. Nach wie vor ist über den eigentlichen Pathomechanismus der Atrophie wenig bekannt. Insbesondere ist weiterhin unklar, inwieweit die Atrophie den Prozess der Demyelinisierung, des axonalen Untergangs, eine Kombination aus beiden oder möglicherweise auch andere Mechanismen widerspiegelt.

Klinisch zeigt sich typischerweise eine Erweiterung der Seitenventrikel sowie des dritten Ventrikels, eine Verschmälerung des Balkens und eine Verplumpung der gyralen Zeichnung. Als Parameter für quantitative Verlaufsuntersuchungen eignen sich daher besonders die Ventrikelweite, die Breite des Balkens und die Gehirnbreite. Prospektive Kernspinuntersuchungen bei MS-Patienten hatten überwiegend die sog. T_2-Läsionslast als Parameter benutzt. Zwar zeigte sich in allen wichtigen Therapiestudien jeweils eine Reduktion der Läsionslast in der Therapiegruppe im Vergleich zur Plazebogruppe, doch musste immer wieder festgestellt werden, dass die T_2-Läsionslast nur bedingt mit dem klinischen Zustand oder dem EDS-Score der Patienten korrelierte. Dies liegt im Wesentlichen an drei Aspekten:

1. T_2-Läsionen repräsentieren sehr unterschiedliche pathologische Vorgänge (klinisch relevante und nicht relevante, vom einfachen Entzündungsprozess bis zur axonalen Läsion),
2. Läsionslast-Berechnungen lassen regelmäßig Abschnitte des zentralen Nervensystems wie Hirnstamm oder Rückenmark außer Acht, in denen bereits kleine Läsionen umfangreiche klinische Konsequenzen haben können, und
3. als vielleicht wichtigster Aspekt: Pathologische Veränderungen kommen, wie oben bereits diskutiert, auch in der sonst unauffällig erscheinenden weißen Substanz vor und sind in der T_2-Gewichtung gar nicht erkennbar. Die Atrophie von Gehirn und Rückenmark scheint sich damit als validerer Verlaufsmarker als die T_2-Läsionslast anzubieten. Mehrere Studien konnten bereits eine gute Korrelation zur klinischen Situation aufzeigen [5].

Zerebrale und spinale Atrophie – ein Verlaufsparameter in allen Stadien der Erkrankung?

Derzeit existieren nur wenige prospektive Studien, die den natürlichen Atrophieverlauf über einen längeren Zeitraum untersucht haben. Die umfangreichsten Daten stammen jeweils aus den Plazebogruppen der großen Therapiestudien, wie etwa den Interferon-Einführungsstudien. Die untersuchten Zeiträume gehen daher selten über 24 Monate hinaus und waren nicht primär auf die Messung von Atrophie, sondern der T_2-Läsionslast ausgelegt. Neuere Studien haben dieses Datenmaterial erneut unter dem Aspekt der Atrophie-Entwicklung untersucht [8]. In diesen relativ homogenen Gruppen von Patienten (ausschließlich schubhafter Verlauf mit mindestens 3 Schüben in 2 Jahren) zeigte sich nun, dass auch über einen Zeitraum von nur 2 Jahren eine Zunahme der Atrophie erkennbar war. Trotz großer individueller Unterschiede kann sie zwischen 5 und 10% in 2 Jahren betragen (gemessen an der Ventrikelweite und Balkenbreite). Die vielleicht wichtigere Botschaft dieser Studie war jedoch, dass diese Veränderungen bei Patienten gemessen worden waren, die einen vergleichsweise niedrigen EDS-Score hatten und sich größtenteils in einem frühen Stadium der Erkrankung befanden. Zerebrale und spinale Atrophie sind demnach kein Phänomen einer späten Erkrankungsphase, sondern beginnen offensichtlich bereits in relativ frühen Phasen der Erkrankung. Sollte sich dieser Aspekt bestätigen, wäre dies ein weiteres Argument für einen möglichst frühzeitigen Therapiebeginn. Bei den Patienten, die über den gleichen Zeitraum mit Interferon behandelt worden waren, zeigte sich im Übrigen eine signifikant geringere Progredienz der Atrophie als in der Plazebogruppe.

Ob sich die Messungen der zerebralen und spinalen Atrophie in den nächsten Jahren als brauchbarer Verlaufsmarker etablieren werden, bleibt abzuwarten. Wichtig erscheint aus den Studien zur Atrophieentwicklung jedoch die eigentlich nicht neue Erkenntnis, dass es sich hier um das klinische Ergebnis einer chronischen *systemischen* Krankheitsaktivität handelt („MS never sleeps!").

Zusammenfassung

Inzwischen darf als gesichert gelten, dass die bisherige Einordnung der MS als eine rein demyelinisierende Erkrankung revidiert werden muss. Axonale Vorgänge spielen nicht nur als terminale Endstrecke und Korrelat bleibender Symptome eine Rolle, sondern sind wahrscheinlich bereits in einem frühen Stadium der Erkrankung vorhanden. Die Tatsache, dass auch axonale Läsionen in einem gewissen Umfang reversibel sind, wird in den nächsten Jahren möglicherweise zu neuen Therapiekonzepten führen, wenn die Mechanismen der axonalen Beteiligung besser untersucht sind. Therapeutisch wäre die frühe axonale Beteiligung allerdings schon heute ein Argument für einen möglichst frühzeitigen Behandlungsbeginn.

Zerebrale Atrophie rückt in den letzten Jahren durch die verbesserte Bildgebung wieder ins wissenschaftliche Blickfeld. Die zunehmende Atrophie von Gehirn und Rückenmark, die bei vielen MS-Patienten auch in frühen Stadien beobachtet werden kann, muss als Zeichen und Ergebnis chronisch systemischer Abbauprozesse gesehen werden, die mindestens teilweise auch axonalen Untergang reflektieren. Die Atrophiemessung scheint sich als einfacher Verlaufsmarker zu etablieren, der besser mit dem klinischen Ist-Zustand des Patienten und klinischen Scores korreliert als komplizierte Läsionslast-Berechnungen. Therapeutisch wichtig erscheint jedoch, dass zerebrale wie spinale Atrophie nicht als Ergebnis später Krankheitsstadien betrachtet werden dürfen, sondern – wie auch die axonalen Prozesse – bereits in frühen Phasen beginnen können, so dass auch hierdurch das Konzept eines frühen Behandlungsbeginns unterstützt wird.

Literatur

[1] Arnold DL. Magnetic resonance spectroscopy: imaging axonal damage in MS. J Neuroimmunology 1999; 98: 2–6
[2] Charcot JM. Histologie de la sclerose en plaque. Gazette des Hopitaux 1868: 554–558
[3] Furgeson B, Matyzak MK, Esiri MM, et al. Axonal damage in acute multiple sclerosis lesions. Brain 1997; 120: 393–399
[4] Kornek B, Storch MK, Weissert R, et al. Multiple sclerosis and chronic autoimmune encephalomyelitis: A comparative quantitative study of axonal injury in active, inactive, and remyelinated lesions. Am J Pathol 2000; 157: 267–276
[5] Losseff NA, Webb SL, O'Riordan, et al. Spinal cord atrophy and disability in multiple sclerosis: a new reproducible and sensitive MRI method with potential to monitor disease progression. Brain 1996; 119: 701–708
[6] Müller E. Erkrankungen des Rückenmarks und seiner Häute. In: Mohr L, Straehelin R. Handbuch der Inneren Medizin (Bd. 5, Erkrankungen des Nervensystems). Berlin: Springer, 1912: 159–188
[7] Rivera-Quinones CMD, Schmelzer JD, Hunter SF, et al. Absence of neurological deficits following extensive demyelinisation in a class I-deficient murine model of multiple sclerosis. Nature Medicine 1998; 4: 187–193
[8] Simon JH, Jacobs LD, Campion MK, et al. A longitudinal study of brain atrophy in relapsing multiple sclerosis. Neurology 1999; 53: 139–148
[9] Simon JH. From enhancing lesions to brain atrophy in relapsing MS. J Neuroimmunology 1999; 98: 7–15
[10] Trapp BD, Peterson J, Ransohoff RM, et al. Axonal transection in the lesions of multiple sclerosis. N Engl J Med 1998; 338: 278–285
[11] Waxman SG. Demyelinating disease – new pathological insights, new therapeutic targets. N Engl J Med 1998; 338: 278–285
[12] Youl BD, Turano G, Miller DH, et al. The pathophysiology of acute optic neuritis. An association of gadolinium leakage with clinical and electrophysiological deficits. Brain 1991; 114: 2437–2450

2 Diagnostik und Klinik

2.1 Moderne MR-Bildgebung

O. Kastrup und A. Dörfler

Mit Verfügbarkeit der Magnetresonanztomographie (MRT) hat sich die neurologische Diagnostik der Multiplen Sklerose grundlegend gewandelt. Vorteile der MRT sind der ausgezeichnete Weichteilkontrast, die Möglichkeit der multiplanaren Bilderzeugung und die fehlende Strahlenbelastung. In der Diagnostik der MS ist die MRT das herausragende bildgebende Verfahren und mittlerweile als Methode der Wahl anzusehen. Die MRT besitzt die einzigartige Fähigkeit, auch kleinere oder klinisch nicht manifeste MS-Plaques zu identifizieren. Der sichere radiologische Nachweis von MS-Plaques war in der Zeit vor der Einführung der MRT schwierig. Nur in fortgeschrittenen Fällen können größere Läsionen computertomographisch als hypodense periventrikuläre Läsionen nachgewiesen werden. Die Sensitivität der Computertomographie kann durch die Gabe von Kontrastmittel, besonders bei erhöhter KM-Dosis und Spätaufnahmen, erhöht werden.

Bei Patienten mit dem klinischen Verdacht auf eine Multiple Sklerose ergeben sich folgende Hauptindikationen für die MRT:

1. Aufgrund der hohen Sensitivität im Nachweis möglicher Plaques und dem sicheren Ausschluß anderer morphologischer Prozesse ist die MRT als primäre diagnostische Modalität in der Erstdiagnostik geeignet.
2. Im Falle einer klinischen Unsicherheit entscheidet sie über das mögliche Vorliegen einer Zweiterkrankung.
3. Im klinischen Alltag kann sie bei Entscheidungen von Therapierelevanz hilfreich sein (z. B. Entscheidung über Indikation oder Abbruch einer Schubprophylaxe).
4. Die MRT ist von Nutzen als Referenzwert in der Evaluation der Krankheitsaktivität in klinischen Studien, insbesondere Schubprophylaxe-Studien.

Im Folgenden wird eine Übersicht über die MR-Diagnostik bei Multipler Sklerose gegeben. Hierzu werden Einflüsse verschiedener Parameter (Kontrastmittel, MR-Sequenzen etc.) beschrieben und Vorschläge zum diagnostischen Vorgehen gegeben. Abschließend wird kurz auf neuere, derzeit noch überwiegend wissenschaftlich genutzte MR-Techniken eingegangen.

Radiologische Charakteristika MS-typischer Läsionen

Die Mehrheit der Multiple-Sklerose-Plaques sind hyperintens in T_2- und protonengewichteten MR-Bildern. Ein relativ typisches Kennzeichen eines einzelnen Multiple-Sklerose-Plaques ist die ovaläre Form (Abb. 1). Die besonders im periventrikulären Marklager oft auftretende elliptische Form wird der Ausbreitung des inflammatorischen und demyelinisierenden Prozesses perivaskulär entlang der geraden Venolen zugeschrieben. Vorzugslokalisationen von MS-Plaques sind das periventrikuläre Marklager, der Balken (50–90%) und die Sehbahn. Auch Läsionen im Mittelhirn oder in den Kleinhirnstielen sind nicht untypisch (10%). Die Stammganglien und der Kortex sind eher selten betroffen. In Autopsiestudien an MS-Patienten werden aber auch hier MS-Plaques in ca. 5% der Fälle gefunden. Leichter als mit T_2- oder protonengewichteten Bildern sind diese kortikalen Plaques mit sog. FLAIR-Sequenzen (fluid attenuated inversion recovery) sichtbar zu machen. FLAIR-Sequenzen ermöglichen es, in den durch T_2-Kontrast dominierten Bildern effektiv flüssigkeitsintense Signale zu unterdrücken. Hierbei handelt es sich typischerweise um Liquor in den inneren und äußeren Liquorräumen oder in den Virchow-Robin-Räumen, aber auch um Flüssigkeitsansammlungen in massiv destruierten MS-Läsionen. In Bereichen, die

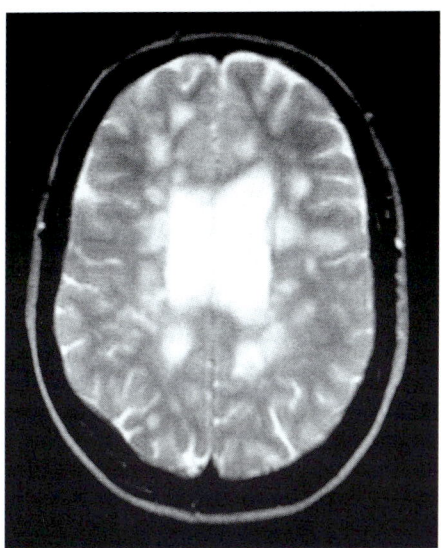

Abb. 1 Kernspintomographie in T_2-Gewichtung (= Flüssigkeit, insbesondere Liquor hell) bei einer Patientin mit gesicherter MS. Typisch sind hier die ovalären periventrikulären hyperintensen Herde im Marklager.

durch Liquor-Partialvolumeneffekte nur schwierig beurteilbar sind (ventrikelnah, kortexnah), wird dadurch die Läsionserkennung erheblich verbessert. Infratentoriell und spinal ist die Läsionserkennung allerdings in den FLAIR-Sequenzen oft unbefriedigend.

Das Ausmaß der hyperintensen Läsionen wird als die sog. T_2-Läsionsmenge („lesion-load") bezeichnet. Diese wird als das MR-tomographische Maß der Krankheitsbelastung angesehen und gilt als ein (relativ) objektiver paraklinischer Referenzwert in klinischen Phase-III-Studien.

Flüssigkeit bzw. Ödem stellt sich im T_2-gewichteten Bild hyperintens dar. Damit besitzt das T_2-Bild eine sehr hohe Sensitivität für akute pathologische Veränderungen. Die Spezifität bezüglich der Art des pathologischen Prozesses ist allerdings geringer. Ödem, Entzündungsreaktion, Entmarkung, axonaler Untergang, Gliose und Remyelinisierung erscheinen im T_2-Bild hyperintens. Die Tatsache, dass Signalhyperintensitäten im T_2-Bild auch in einer Vielzahl anderer Erkrankungen gefunden werden können, die ischämischer, entzündlicher oder neoplastischer Natur sein können, macht die Zuordnung dieser Läsionen zur Erkrankung Multiple Sklerose schwierig. Dementsprechend kann die Unterstützung der klinischen Diagnose Multiple Sklerose nicht alleine auf der Existenz multipler Läsionen in der MRT liegen, sondern muss charakteristische Muster der Läsionsverteilung umfassen.

In den T_1-gewichteten Bildern sind Multiple-Sklerose-Plaques hingegen hypointens und werden auch als „black-holes" (= schwarze Löcher) bezeichnet: Das Ausmaß dieser Hypointensitäten korreliert besser mit dem Gewebsuntergang und der axonalen Destruktionen (Abb. **2**) als mit akuten Vorgängen (s. auch Kapitel 1.2).

Die Möglichkeit der sagittalen Schichtführung erhöht die Spezifität der MRT bezüglich der Diagnose Multiple Sklerose deutlich (Abb. **3**). Läsionen im Corpus callosum sind hierbei viel besser nachweisbar. Sowohl in konventionellen T_2-Gewichtungen als auch in neueren sog. Fast-Spin-Echo-Sequenzen konnte die hohe Spezifität von Corpus-callosum-Hyperintensitäten für die Diagnose Multiple Sklerose belegt werden. Der Nachweis einer Läsion im Corpus callosum, besonders am calloso-septalen Übergang mit Ausdehnung ins periventrikuläre Marklager (sog. Dawson-Finger) hat eine Sensitivität von 93% und eine sehr hohe Spezifität von 98% für die Diagnose einer MS. Allerdings zeigten sich in mehreren Studien bei Patienten mit klinisch wahrscheinlicher oder definitiver Multipler Sklerose insgesamt Plaques im Balken in nur etwa 60% der Fälle.

Nach Fazekas et al. (1997) wird die Spezifität der MRT für die Diagnose MS durch das Vorhandensein von drei oder mehr Läsionen (Hyper-

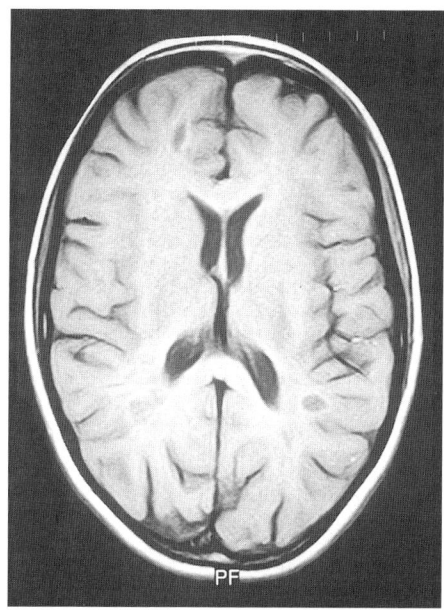

Abb. 2 Kernspintomographie in T_1-Gewichtung bei einer Patientin mit gesicherter MS: auffällig hier die ovalären hypointensen Herde („black holes") als Zeichen des Zelluntergangs.

intensitäten im T_2-Bild) mit mindestens zwei der folgenden Läsionscharakteristiken bestimmt:
– Größe über 5 mm,
– periventrikuläre Lokalisation,
– infratentorielle Lokalisation deutlich erhöht.

Alle Kriterien verlieren mit zunehmendem Patientenalter an Spezifität, da die Separierung der MS-Läsionen von ischämischen Läsionen immer schwieriger wird. An dieser Stelle sollte nochmals betont werden, dass kein Bildbefund absolut typisch oder spezifisch für die Diagnose einer Multiplen Sklerose ist. MS-verdächtige Befunde können bei Patienten mit den verschiedensten Erkrankungen und sogar bei neurologisch gänzlich gesunden Individuen gefunden werden.

Die häufigste Differenzialdiagnose zur MS (Tab. 1) ergibt sich bei dem Vorliegen von Läsionen in der weißen Substanz bei Vaskulitiden, der subkortikalen arteriosklerotischen Leukenzephalopathie, der Lyme-Borreliose mit ZNS-Beteiligung, der akuten disseminierten Enzephalomyelitis, die in der konventionellen MRT alle fast identische Bilder wie die einer Multiplen Sklerose hervorrufen können. Auch neuere

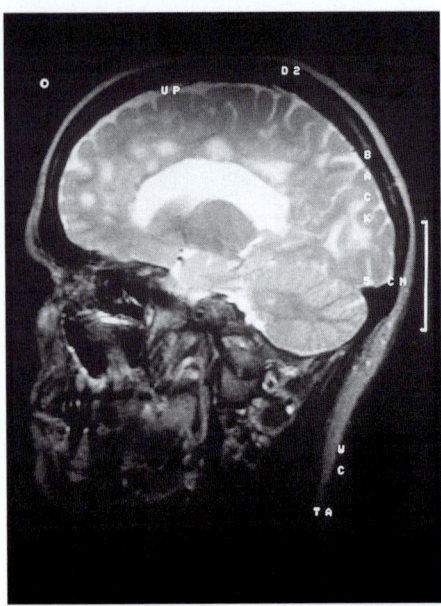

Abb. 3 Kernspintomographie in T$_2$-Gewichtung mit sagittaler Schichtführung bei einer Patientin mit gesicherter MS. Gut erkennbar hier die Balkenherde und deutliche Atrophie des Balkens, das als typisches Zeichen einer seit längerem bestehenden MS gewertet werden kann.

FLAIR-Techniken helfen hier wenig, dieses differenzialdiagnostische Problem zu lösen. Vielmehr generieren sie aufgrund der häufigen Detektion unspezifischer Läsionen (sog. UBOs = unidentified bright objects) und somit ab dem mittleren Lebensalter eher zu viele falschpositive Befunde.

Kontrastmittel

Die initiale Hoffnung, bei der MRT auf die intravenöse Kontrastverstärkung vollkommen verzichten zu können und durch Variation der MR-Sequenzen immer einen ausreichenden Gewebekontrast, ja sogar eine mehr oder weniger histologische Gewebecharakterisierung zu erreichen, hat sich nicht erfüllt. Schon bald war klar, dass durch die Anwendung von MR-Kontrastmitteln die Nachweisbarkeit und Abgrenzung von Läsionen und die Spezifität der MRT erheblich verbessert werden. Als Standarddosis hat sich seither die Gabe von 0,1 mmol/kg Körpergewicht paramagnetisches Kontrastmittel (Gd-DTPA) durchgesetzt. Bei der MS kann durch sequenzielle MR-Untersuchungen die Entwicklung von Plaques zu verschiedenen Untersuchungszeitpunkten demonstriert

Tab. 1 Differenzialdiagnosen von Läsionen der weißen Substanz, die eine MS im MRT vortäuschen können

Zerebrovaskuläre Erkrankungen
- Vaskulitis
- Migräne
- Hochdruckerkrankungen
- subkortikale arteriosklerostische Leukenzephalopathie

Infektiöse und inflammatorische Erkrankungen
- ZNS-Borreliose
- Neurosarkoidose
- akute disseminierte Enzephalomyelitis
- progressive multifokale Leukenzephalopathie
- HIV-Enzephalitis
- subakut-sklerosierende Panenzephalitis

Metabolische Erkrankungen
- mitochrondriale Erkrankungen
- Leukodystrophien

Toxische Erkrankungen
- Leukenzephalopathie nach Chemotherapie oder Bestrahlung
- osmotische Myelinolyse

werden. Durch die Kontrastmittel-Applikation lassen sich neben nicht anreichernden auch KM-anreichernde Läsionen darstellen (Abb. **4**).

Der Entzündungsprozess eines akuten MS-Plaques mit der mehrstufigen immunologischen Kaskade (s. Kapitel 1.1) führt zu einer Durchbrechung der Blut-Hirn-Schranke mit nachfolgendem Übertritt von Kontrastmittel in das Gewebe. So wird in fast allen akuten Läsionen ein Kontrastmittel-Enhancement gesehen. Dementsprechend kommt dem Nachweis Kontrastmittel aufnehmender Herde eine wichtige Rolle im Nachweis MS-typischer Kennzeichen zu, insbesondere auch bezüglich des prädiktiven Wertes zur Umwandlung in eine Multiple Sklerose bei Patienten mit isolierten neurologischen Syndromen.

Bei der MS können insbesondere kleine Läsionen wegen ihrer hohen Anfälligkeit für Partialvolumeneffekte leicht übersehen werden. Hier erschien die Frage nach Optimierung der radiologischen Diagnostik besonders naheliegend. In Analogie zu Erfahrungen mit der Hochdosis-Kontrastverstärkung in der Diagnostik zerebraler Metastasen wurden in den letzten Jahren zunehmend Untersuchungen zur höheren Dosierung der paramagnetischen Kontrastmittel in der MRT gemacht. Um intrazerebrale Läsionen in der MRT nachzuweisen, muss eine ausrei-

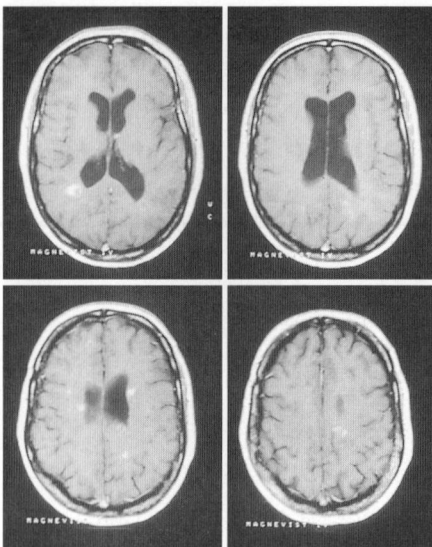

Abb. 4 Kernspintomographie in T_1-Gewichtung nach paramagnetischer Kontrastmittelgabe (0,1 mmol/kg Gd-DTPA) bei einer Patientin mit gesicherter MS. Typisch sind die periventrikulär z. T. homogen, z. T. ringförmig Kontrastmittel anreichernden Herde.

chend hohe Signaldifferenz zwischen Läsion und Hintergrund bestehen. Eine Verbesserung dieser Signaldifferenz und damit eine bessere Abgrenzbarkeit von intrazerebralen Läsionen lässt sich theoretisch auf drei Wegen erreichen:

1. Durch ein größeres Zeitintervall zwischen der Kontrastmittelgabe und der MR-Untersuchung *("Delayed-Scanning")*: Viele intrazerebrale Läsionen, so auch aktive MS-Plaques, zeigen eine graduelle Zunahme des Kontrastmittel-Enhancements bis zu 30 Minuten nach der i. v. Applikation.
2. Durch eine Erhöhung der Kontrastmitteldosis: Durch *Hochdosis-Kontrastmittelgabe* (sog. „Triple-dose", 0,3 mmol/kg statt 0,1 mmol/kg) erhöht sich im Vergleich zur Standarddosis die Nachweisrate KM-affiner Läsionen bei Patienten mit schubförmiger E.D. um etwa 86 %.
3. Durch Anwendung der *Magnetization-Transfer-Technik (MTT)*: Bei dieser speziell geschalteten MR-Sequenz kommt es zur Reduktion des Hintergrundsignals durch selektive Absättigung der makromolekular gebundenen Protonen. Die resultierende Interaktion zwischen freien und gebundenen Protonen bewirkt den „Magnetization-Transfer" zwischen diesen Molekülen und führt damit zu einer erheblichen T_1-Reduktion. Besonders wirkungsvoll ist diese Technik

bei der Signalunterdrückung in der weißen Substanz (im Myelin liegen besonders viele makromolekular gebundene Protonen vor) auf T_1-Bildern nach paramagnetischer Kontrastverstärkung, weil MTT das Signal der weißen Substanz mehr unterdrückt als das Signal der kontrastmittelaufnehmenden Läsion.

Der Kontrasteffekt und T_1-Effekt steigt außer mit der Kontrastmitteldosis auch mit der Feldstärke an. Bei höherer Feldstärke (1,0–2,0 Tesla) ist der Kontrasteffekt erhöht. Die Diagnostik von MS-Läsionen ist daher mit sog. Hochfeldgeräten besser. Umgekehrt sind sog. Niederfeldscanner (mit 0,3 bzw. 0,5 Tesla Feldstärke) für die Diagnostik der MS ungeeignet. Werden sie dennoch verwendet, sollte deshalb in jedem Fall eine höhere Kontrastmitteldosis (0,3 mmol/kg KG) und eine stärkere T_1-Wichtung (kürzere Repetitionszeit, kürzere Echozeit) verwendet werden.

Kraniales MR-Protokoll zur MS-Diagnostik

Ein typisches MR-Protokoll zum Nachweis MS-typischer Läsionen besteht aus einem axialen T_2- und PD-gewichteten Scan (Schichtdicke 6 mm), einer axialen T_1-gewichteten Nativ-Sequenz, die von einer axialen T_1-gewichteten Sequenz nach paramagnetischer Kontrastverstärkung gefolgt wird. Die Gabe der Standarddosis von 0,1 mmol/kg Gadolinium-DTPA erachten wir für ausreichend. Zusätzlich sollte unbedingt eine sagittale FLAIR- oder T_2-gewichtete Sequenz durchgeführt werden. Hiermit lassen sich Läsionen im Corpus callosum und der calloso-septalen Grenzfläche zuverlässig nachweisen. Die Spezifität für die Diagnose MS kann dadurch deutlich erhöht werden. Entsprechend der klinischen Fragestellung kann dieses Protokoll ergänzt werden, z. B. enge Schichten durch das Chiasma und den N. opticus.

Spinale Bildgebung

Isolierte spinale Läsionen sind bei der MS selten (5–24%), häufiger besteht eine spinale und kraniale Manifestation. Ein spezifisches MS-typisches radiologisches Muster der spinalen Läsionen besteht nicht. Allerdings ist schon alleine der Nachweis einer Läsion im Myelon insofern spezifisch, als zufällige Läsionen bei einer Normalpopulation, wie es zum Teil im Gehirn der Fall ist, hier nicht vorkommen. Spinale MS-Herde sind häufiger zervikal (60%) als thorakal lokalisiert, sie liegen zumeist peripher, respektieren nicht die Grenzen zwischen grauer und weißer Substanz und überschreiten in ihrer Längsausdehnung selten

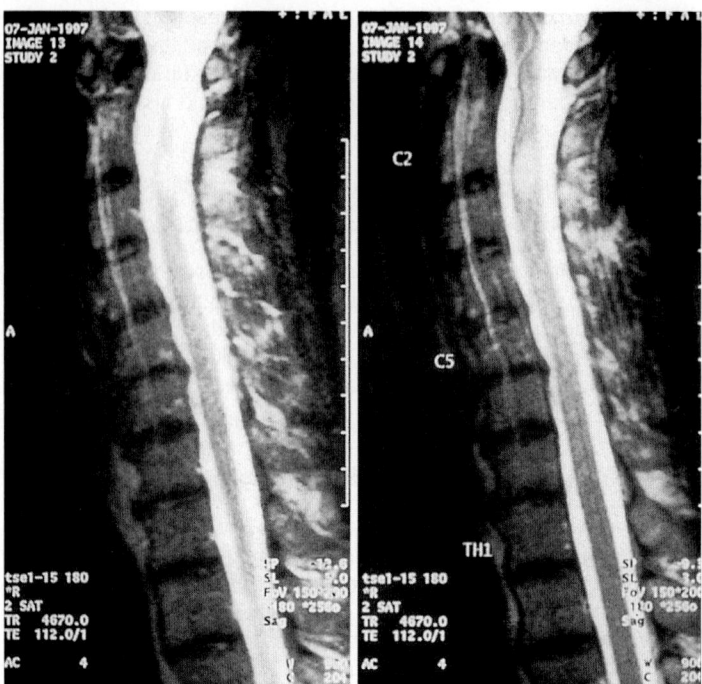

Abb. 5 Kernspintomographie der zervikalen und thorakalen Wirbelsäule in T_2-Gewichtung in sagittaler Schnittführung. Typisch sind die hyperintensen, länglichen Herde.

zwei Wirbelkörperhöhen (Abb. 5). Akute Herde reichern meistens Kontrastmittel an und können durch das Ödem raumfordernd wirken.

Das Hauptproblem beim Nachweis spinaler Herde ist die teilweise schlechte Visualisation aufgrund der kleinen Herdgröße und der Lokalisation der Herde. Standardsequenzen wie T_2-gewichtete oder protonengewichtete Sequenzen sind hier noch am besten geeignet und werden auch nicht von neueren schnellen Sequenzen bezüglich der Visualisierung von Läsionen übertroffen. FLAIR-Sequenzen sind für die spinale Bildgebung nicht empfehlenswert. Aufgrund dieser diagnostischen „Mängel" der MRT, einen vermuteten spinalen Demyelinisierungsherd sicher nachzuweisen, sollte bei allen Patienten mit Rückenmarksymptomen auf dem Boden einer vermuteten MS eine zusätzliche MRT des Gehirns durchgeführt werden. Durch den Nachweis einer spinalen

Läsion wird die Spezifität der MRT in der Diagnostik der MS deutlich erhöht. Umgekehrt gilt, dass ein unauffälliges spinales und kraniales MRT die Diagnose MS sehr unwahrscheinlich macht.

Korrelation MR-Befunde – Grad der klinischen Behinderung

Wie eingangs geschildert, ist die Spezifität von Signalhyperintensitäten in der T_2-Gewichtung insgesamt relativ gering und der prädiktive Wert dieser Läsionen als Verlaufsparameter umstritten. Obwohl üblicherweise nach wie vor die sog. T_2-lesion-load als Maß für die Krankheitsaktivität und als Referenzwert in klinischen Phase-III-Studien für Prophylaxe benutzt wird, besteht insgesamt nur eine mäßige Korrelation zwischen diesem Maß der T_2-Hyperintensitäten und dem Grad der klinischen Behinderung. Möglicherweise ist die pathologische Spezifität von hypointensen Läsionen im T_1-Bild hier ein günstigerer Parameter. In einer neueren Postmortem-Studie korrelierte der Grad der Hypointensität in der T_1-Läsion signifikant mit einer Vergrößerung des Extrazellularraums und dem Untergang von Axonen. Insofern sind möglicherweise die hypointensen Läsionen in der T_1-Gewichtung Ausdruck der zu einer stärkeren Behinderung führenden Regionen. In einer weiteren Studie zeigte die sog. T_1-lesion-load, gemessen an Gadoliniumverstärkten T_1-Bildern gegenüber der sog. T_2-lesion-load eine höhere Korrelation mit dem Expanded Disability Status Scale (EDSS) für Patienten mit schubförmig remittierender oder sekundär progressiver MS. Bei sekundärer Progression schien darüber hinaus ein deutlicherer relativer Anstieg an T_1-Läsionen vorzuliegen, was darauf hindeuten könnte, dass in dieser Gruppe die Reparaturmechanismen inkomplett bleiben, was zu einer größeren Ansammlung stärker funktionsdestruierender Läsionen führt. Eine interessante Beobachtung, die möglicherweise Rückschlüsse auf die pathophysiologische Entwicklung von MS-Plaques gibt, ist die Entwicklungsdynamik von hypointensen Läsionen in der T_1-Gewichtung. Es fällt häufig auf, dass neue kontrastmittelanreichernde Läsionen in der akuten Phase schon hypointens sind, insbesondere wenn ein ringartiges Kontrastmittelenhancement vorliegt. Im Laufe der weiteren Monate können diese dann hypointens bleiben oder tatsächlich auch zu einer isointensen Signalstruktur zurückkehren. Obwohl die Histopathologie, die diesen bildgebenden Veränderungen unterliegt, nicht klar ist, könnte man spekulieren, dass die initiale Signalabsenkung im T_1-Bild die akute Demyelinisierung darstellt, die dann entweder durch Remyelinisierung oder persistierende Gewebsdestruktion gekennzeichnet ist. Die hier gemachten Beobachtungen über die

Wichtigkeit der hypointensen Läsionen im T_1-Bild könnte möglicherweise in Zukunft auch als Referenzwert in klinischen Studien Einfluss erlangen, auch wenn bisher der Eindruck besteht, dass die in einigen Studien gefundene Reduktion der Läsionsmenge unter Interferon-Behandlung, wie man sie für die T_2-Bilder kennt, im T_1-Bild nicht auftritt.

Hirnatrophie und Rückenmarksatrophie als quantitative Parameter

Aufgrund der insgesamt eher schlechten Korrelation der T_2-Läsionsmenge mit dem Grad der klinischen Behinderung erlangt der Marker der Hirnatrophie und auch Myelonatrophie in letzter Zeit wieder vermehrte Aufmerksamkeit. Mehrere neue Studien haben gezeigt, dass die bildmorphologisch zu beobachtende Atrophie der Prozess ist, der am engsten mit der progressiven Phase der Multiplen Sklerose und sich verschlechternder Behinderung korreliert ist. Es wird verständlich, wenn man davon ausgeht, dass dieses wahrscheinlich axonale Verluste repräsentiert (s. auch Kapitel 1.2). Neue technische Entwicklungen bezüglich volumetrischer Messungen gestatten es, den Grad der Atrophie zuverlässig und reproduzierbar zu messen, so dass hier über das konventionelle MRT hinaus eine Information über den Krankheitsprozess gewonnen werden kann. Dieses ist insbesondere bei den Patienten der Fall, bei denen sich eine Atrophie entwickelt, obwohl keine entzündliche Aktivität in Form von KM-aufnehmenden Läsionen vorliegt. Insofern könnte möglicherweise in Zukunft auch das Maß der Atrophie ein Marker werden, der eine objektive Beurteilung von Behandlungen in der MS-Prophylaxe erlauben könnte.

Neue Techniken der MR-Bildgebung

Diese besitzen zur Zeit noch kaum klinische Wertigkeit; experimentell hofft man, die pathophysiologischen Prozesse der MS und ihre Abläufe besser beschreiben zu können.

Magnetization-Transfer-Technik

Neben der Anwendung der Magnetization-Transfer-Technik (MTT) zur qualitativ besseren Darstellung der MS-Plaques wird sie wissenschaftlich auch für quantitative Bestimmungen angewendet. Hierbei wird die sog. Magnetization-Transfer-Ratio (MTR) berechnet. Bei Multipler Sklerose ist die MTR in Plaques reduziert, auch scheinen sich hieran Veränderungen in „normaler" weißer Substanz nachweisen zu lassen. Diese neue Technik vermag evtl. in Zukunft Einblicke in die pathophysiologischen Prozesse heterogener MS-Läsionen zu geben. Auch könnte diese Technik zum Therapiemonitoring eingesetzt werden (Abb. **6**).

Magnetresonanzspektroskopie

Die Magnetresonanzspektroskopie (MRS) eignet sich besonders, um Stoffwechselprozesse nichtinvasiv zu untersuchen. Mit ihr können Ausgangs- und Abbauprodukte anhand ihrer Resonanzfrequenz identifiziert werden. Außerdem kann die Menge der Substanz in einem Volumenelement anhand der Größe des jeweiligen Peaks ermittelt werden. Lokale MR-Spektren von Hirngewebe zeigen üblicherweise vier Resonanzpeaks (Cholin, Kreatinin, N-Acetylaspartat [NAA], Laktat). NAA ist ein Marker für die neuronale Integrität. MS-Plaques zeigen als Ausdruck der axonalen Dysfunktion einen verminderten NAA-Peak. Damit lassen sich mit der MRS Aussagen über die Schwere der strukturellen Gewebeschädigung in den Läsionen machen. In wissenschaftlichen Studien wurde hier eine gute Korrelation mit dem Grad der klinischen Funktionseinschränkung beschrieben (Abb. **6**).

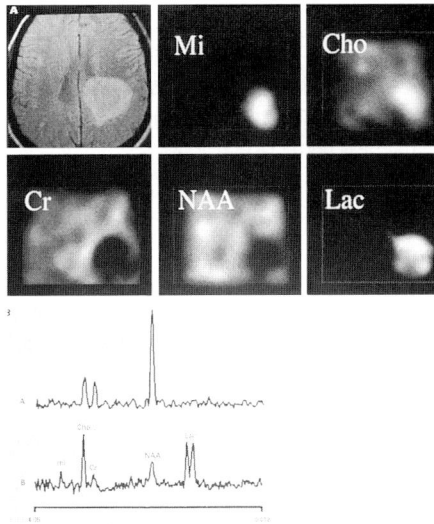

Abb. **6** Spektren einer Magnetresonanzspektroskopie aus einem großen Entmarkungsherd. Der NAA-Peak im unteren Spektrum ist erniedrigt.

Diffusionsgewichtete Bildgebung

Die sog. diffusionsgewichtete MRT misst die Brownsche Molekularbewegung. Die Diffusions-MRT kann nichtinvasiv Veränderungen des molekularen Diffusions-Koeffizienten (sog. *„apparent diffusion coefficient"* = ADC) und somit auch intrazelluläre Flüssigkeitsansammlungen messen. Änderungen der Gewebetextur und der Flüssigkeitsverteilung werden dadurch auf zellulärer Ebene erkennbar. Auch bei der MS-Diagnostik könnte sie sich hilfreich erweisen, da sich möglicherweise über den ADC quantitative Aussagen über die Krankheitsaktivität machen lassen (Abb. 7).

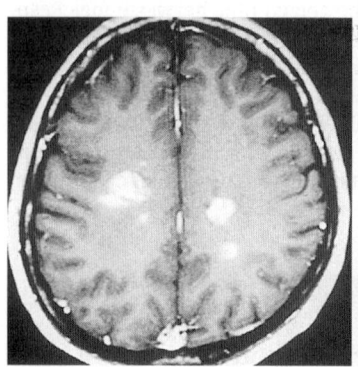 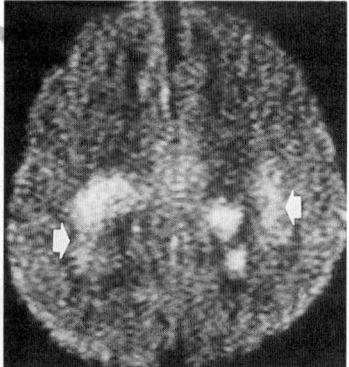

Abb. 7 Kernspintomographie in T_1-Gewichtung (links) und diffusionsgewichtet (rechts) bei einem Patienten mit gesicherter MS.

Literatur

[1] Barkhof F, Filippi M, Miller DH, et al. Comparison of MR imaging criteria at first Presentation to predict conversion to clinically definite multiple sclerosis. Brain 1997; 120: 2059–2069

[2] Filippi M, Campi A, Dousset V, et al. A magnetisation transfer imaging study of normal appearing white matter in multiple sclerosis. Neurology 1995; 45: 478–482

[3] Filippi M. (editor) Magnetic Resonance Techniques in Multiple Sclerosis. JNNP 1998; 64 (Suppl. 1)

[4] Goodkin DE, Rudick RA, Ross JS. The use of brain magnetic resonance imaging in multiple sclerosis. Arch Neurol 1994; 51: 501–516

[5] Jacobs L, Simon HJ. Neuroimaging of Multiple Sclerosis and related disorders. In: Greenberg JO (eds.) Neuroimaging: a companion to Adams and Victors' principles of Neurology. New York: McGraw-Hill, 1995; 479–502

2.2 Diagnostik und Beurteilung neuropsychologischer und kognitiver Defizite

V. Limmroth, H. Wilhelm und M. Schedlowski

Anders als Defizite des motorischen, sensorischen oder zerebellären Systems sind Einschränkungen kognitiver Funktionen schwerer zu erfassen und bleiben deshalb häufig unbeachtet. Studien zu Häufigkeit und Umfang kognitiver Defizite konnten jedoch bereits Mitte der 80er und Anfang der 90er Jahre übereinstimmend zeigen, dass in repräsentativen Gruppen von MS-Patienten 40–45% aller Patienten unter neuropsychologischen bzw. kognitiven Beeinträchtigungen leiden [3,11,12]. Bei bis zu 5% der Patienten bestehen kognitive Defizite sogar als Erstsymptom. Die Korrelation zwischen neuropsychologischen Testergebnissen mit Dauer und Verlauf der Erkrankung oder dem EDSS-Wert, der das motorische System bekanntlich übergewichtet, ist daher erstaunlich gering (s. auch Kapitel 2.3). Auch der Versuch, neuropsychologische Defizite mit dem Ausmaß der Gadolinium-aufnehmenden Herde in der Kernspintomographie zu korrelieren, gelang nur bedingt.

Kognitive Beeinträchtigungen von Patienten haben vielfältige Konsequenzen, zumal die MS eine Erkrankung des frühen Erwachsenenalters ist, also typischerweise im aktivsten Abschnitt des Lebens auftritt, in dem die wichtigsten Entscheidungen für Berufs- und Familienplanung fallen. Neben Beeinträchtigungen im Beruf durch eine häufig auftretende allgemeine Leistungsminderung, Energielosigkeit und Konzentrationsstörungen, treten auch praktische Probleme auf, die leicht unterschätzt werden, wie die Fähigkeit komplexen Therapieschemata Folge zu leisten oder die sichere Teilnahme im Straßenverkehr. Tatsächlich zeigten Sicherheitsstudien, dass Patienten mit kognitiven Defiziten – unabhängig von ihren physischen Beeinträchtigungen – wesentlich häufiger Unfälle im Haushalt erleiden oder in Verkehrsunfälle verwickelt sind.

Standardisierte Testverfahren erlauben es heute, Art und Ausmaß neuropsychologischer Defizite gut zu objektivieren. Im Hinblick auf die Bedeutung dieses Symptomkomplexes erscheint es notwendig, diese Defizite bei MS-Patienten gezielter zu erfassen und zu evaluieren, inwieweit die derzeit zur Verfügung stehenden therapeutischen Möglichkeiten eine kausale oder symptomatische Behandlung zulassen.

Formen und Verlauf MS-bedingter neuropsychologischer Defizite

Kognitive Defizite bei MS-Patienten dürfen nicht mit demenziellem Abbau gleichgesetzt werden, vielmehr handelt es sich hier um gut charakterisierbare Teilleistungsschwächen. Nicht alle kognitiven Funktionen sind gleichermaßen beeinträchtigt. Das Lernen und Erinnern neuer Informationen ist die am häufigsten festzustellende Funktionsbeeinträchtigung, die in epidemiologischen Studien bei bis zu 31 % der Patienten zu finden ist [1]. Danach folgen die Reduktion der Informations-Verarbeitungsgeschwindigkeit sowie die Flexibilität, sich auf neue Sachverhalte einzustellen, wovon jeweils ca. 22–25 % der Patienten betroffen sind. Mit einem Anteil von ca. 12–19 % folgen dann Defizite des räumlichen Vorstellungsvermögens sowie in ausführenden Funktionsbereichen wie Problemlösung, Planung und analytischem Verständnis. Im Vergleich dazu sind die auditive Aufmerksamkeitsspanne sowie die Wortfindung oder auch das Ausdrucksvermögen selten beeinträchtigt.

Testverfahren zur Evaluierung neuropsychologischer Defizite

Grundsätzlich steht eine breite Palette verschiedener Testverfahren zur Verfügung, mit deren Hilfe nicht nur unterschiedliche kognitive Funktionsbereiche evaluiert werden können, sondern die auch für spezifische Zwecke mehr oder weniger gut geeignet sind. Sofern es um die Einschätzung der Erwerbsunfähigkeit, eine Empfehlung zu Umschulungsmaßnahmen oder eine kontrollierte Verlaufsuntersuchung zur Evaluierung von Therapiekonzepten geht, ist eine umfangreichere Testung erforderlich. Neben biografischer Anamnese, einer Exploration, mit der die subjektive Einschätzung von Leistungsveränderungen und Veränderungen im Persönlichkeitsbereich erfasst werden, sind psychometrische Verfahren erforderlich, die zu allen neuropsychologischen Funktionsbereichen detaillierte Aussagen erlauben.

Im Gegensatz dazu lässt sich ein orientierendes Screening neurologischer Basisfunktionen sowohl als einmalige Querschnittserhebung als auch im Verlauf regelmäßiger Routineuntersuchungen durchführen. Eine solche Untersuchung sollte, neben einer subjektiven Beschreibung von Leistungsdefiziten durch den Patienten, zerebral bedingte Sehstörungen erfragen und standardisierte Verfahren zur Erhebung von Aufmerksamkeitsparametern, von Lernfähigkeit und Gedächtnisfunktionen sowie räumlich-konstruktive Fähigkeiten enthalten.

Für die Erhebung von Aufmerksamkeitsparametern bietet sich der Zahlenverbindungstest nach Oswald an, der die Verarbeitungsgeschwindigkeit von Informationen erfasst. Er besteht aus vier Zahlenmatrizen, wobei der Patient die Aufgabe hat, die Zahlen in aufsteigender Reihenfolge so schnell wie möglich mit einem Strich zu verbinden. Der Untersucher erfasst dabei die Bearbeitungszeit mit einer Stoppuhr. Der Test ist ausreichend validiert, Normdaten existieren für alle Altersgruppen.

Die selektive Aufmerksamkeit lässt sich mit dem Aufmerksamkeitsbelastungs-Test nach Brickenkamp erfassen. Der Patient hat die Aufgabe, unter zeitlicher Begrenzung vorgeschriebene Muster durch Striche zu markieren. Auch hierfür existieren altersspezifische Normdaten. Mit der computergestützten Testbatterie nach Zimmermann und Fimm (Testbatterie zur Aufmerksamkeit, TAP) lassen sich sämtliche Aufmerksamkeitsfunktionen automatisiert erfassen.

Die Lern- und Gedächtnisfunktionen sollten sowohl hinsichtlich der Zeitachse als auch nach materialspezifischen Kriterien erhoben werden. Alle relevanten Parameter lassen sich mit der in deutscher Fassung vorliegenden revidierten Form der Wechsler-Memory-Scale erheben. Für die Einschätzung der räumlich-konstruktiven Fähigkeiten bietet sich zum einen der Mosaik-Test an (Subtest des Hamburg-Wechsler-Intelligenztests), bei dem vorgegebene Muster mit Hilfe von Würfeln nachgelegt werden sollen, zum anderen lassen sich die Subtests 7–10 aus dem Leistungsprüfsystem nach Horn verwenden. Für Patienten ab dem 55. Lebensjahr steht eine von Sturm und Horn herausgegebene Version des Leistungsprüfsystems (LPS55 +) zur Verfügung.

Studien zu Verlauf und Therapie neuropsychologischer Defizite

Nur wenige Studien haben bisher die Entwicklung kognitiver Defizite im weiteren Verlauf der Erkrankung evaluiert. Bisher stehen lediglich drei internationale Studien mit einer vergleichsweise geringen Patientenzahl zur Verfügung, die jedoch einzelne übereinstimmende Aspekte herausarbeiten konnten. So zeigte sich, dass kognitive Defizite, sofern sie einmal klinisch apparent sind, nicht wieder rückläufig sind. Im besten Falle bleiben die Defizite über den untersuchten Zeitraum stabil. In den meisten Fällen ist jedoch das schleichende Fortschreiten der Defizite zu beobachten. Darüber hinaus zeigte sich, dass – wie auch andere klinische Symptome – die Progression einzelner Defizite individuell sehr unterschiedlich verlaufen kann. Erfreulicherweise sind rapide kognitive Abbauprozesse, wie bei demenziellen Erkrankungen vereinzelt beobachtet, Ausnahmefälle. Übereinstimmend fanden alle Studien, dass das Ausmaß der kognitiven Defizite relativ unabhängig von der weiteren physischen Beeinträchtigung des Patienten verläuft. Spezifische Risikofaktoren für die Entwicklung MS-bedingter kognitiver Defizite oder auch Prädiktoren für die Progressionsrate konnte keine der Studien herausarbeiten (Übersicht in [1]).

Die Evaluierung neuropsychologischer Defizite hat als Bestandteil der bei MS vorhandenen Symptome erst kürzlich Eingang in klinische Therapiestudien gefunden. So werden neuropsychologische Befunde inzwischen als sekundäre Erfolgskriterien in den meisten Studien miterhoben. Sofern neuropsychologische Tests im Rahmen von Therapiestudien durchgeführt wurden, konnten bei wirksamen Präparaten teilweise auch Besserungen der kognitiven Leistungsfähigkeit nachgewiesen werden. Auch wenn die einzelnen Studien aufgrund ihres Designs und der durchgeführten neuropsychologischen Testverfahren nicht direkt vergleichbar sind, kann festgestellt werden, dass neuropsychologische Defizite offensichtlich in einem gewissen Umfang auch kausal behandelt werden können. Dennoch bleibt festzustellen, dass die Verbesserung der kognitiven Fähigkeiten in all diesen Studien jeweils nur als sekundäres Zielkriterium evaluiert worden ist und bis heute keine Studie vorliegt, die spezifisch die Verbesserung kognitiver Defizite als primäres Kriterium im Rahmen einer kausalen Behandlung der MS untersucht hat. In drei Studien zeigten sich dabei jeweils deutliche Verbesserungen kognitiver Defizite:

– In der Betaferon-Studie von 1993 [4,10] konnten signifikante Verbesserungen insbesondere bei Gedächtnistests sowie beim räumlichen und visuellen Vorstellungsvermögen während eines 2-jährigen Beobachtungszeitraums dokumentiert werden. Im Rahmen dieser Studie waren die neuropsychologischen Ausgangsparameter jedoch nicht vor Therapiebeginn gemessen worden, sondern bereits in der Therapiephase (zu Beginn) und dann im weiteren Verlauf, so dass das Studiendesign für die Evaluierung von Verbesserungen neuropsychologischer Funktionen nicht ideal war.
– Die zweite Interferonstudie mit Avonex [2,5] führte neuropsychologische Testverfahren vor und dann während der 2-jährigen Therapiephase durch. Hier zeigten sich ebenfalls signifikante Verbesserungen der neuropsychologischen Defizite, insbesondere im Bereich der Merkfähigkeit, aber auch der Informationsverarbeitungsgeschwindigkeit sowie des räumlichen Vorstellungsvermögens.
– In der dritten Studie wurde die Wirkung von Methotrexat in der chronisch-progredienten Verlaufsform der MS evaluiert. Die Therapie erfolgte über 24 Monate mit einem Evaluierungszeitraum von

jeweils 6 Wochen für insgesamt 24 Wochen. Dabei zeigte sich nach 12 Wochen insbesondere eine Verbesserung der Informationsverarbeitungsgeschwindigkeit, bei sonst nur marginalen Verbesserungen anderer neuropsychologischer Funktionen.

In zwei anderen Studien, der Cyclosporin-Studie zur Behandlung von chronisch-progredienter MS [8] sowie der Copaxone-Studie [13], konnten keine therapeutischen Effekte beobachtet werden. In beiden Untersuchungen waren die Patienten ebenfalls über einen Zeitraum von 2 Jahren prospektiv evaluiert worden.

Weitere Studien, symptomatische und nicht-medikamentöse Behandlungsansätze

Ferner existieren acht Studien, in denen eine symptomatische Behandlung neuropsychologischer Defizite evaluiert worden ist. Neben Physostigmin, 4-Aminopyridin und intravenösem Methylprednisolon ist dabei auch die Wirkung von Amantadin untersucht worden. Alle Studien wurden allerdings nur über einen kurzen Zeitraum von 6 bis maximal 24 Wochen durchgeführt. Durch Aminopyridin (zwei Studien) konnten hierbei keine signifikanten Verbesserungen neuropsychologischer Funktionen erzielt werden. Intravenös appliziertes Physostigmin [7] zeigte eine grenzwertige Verbesserung für fast alle untersuchten kognitiven Bereiche, war jedoch nur über einen Zeitraum von 6 Wochen evaluiert worden. Methylprednisolon [9] zeigte eine Verbesserung der allgemeinen Gedächtnisfunktion, die jedoch nach 2 Monaten nicht mehr nachweisbar war. Amantadin, das symptomatisch häufig zur Behandlung von Energielosigkeit und Müdigkeit eingesetzt wird, zeigte ebenfalls eine signifikante Verbesserung der allgemeinen kognitiven Leistungsfähigkeit, doch auch diese Studie umfasste einen Beobachtungszeitraum von lediglich 6 Wochen und hat damit keine valide Aussagekraft.

Neben medikamentösen Behandlungsverfahren sind in drei Studien mit relativ kurzen Evaluierungszeiträumen von 6–24 Wochen auch nicht-medikamentöse Verfahren wie multimodale Gruppentherapie, kognitive Rehabilitation oder Aufmerksamkeitstraining erprobt worden [6]. In allen drei Studien konnten Verbesserungen der allgemeinen kognitiven Leistungsfähigkeit nachgewiesen werden.

Zusammenfassung

Es darf als gesichert gelten, dass nahezu die Hälfte aller MS-Patienten unter kognitiven Defiziten verschiedenster Art leidet. Soweit das Design klinischer Studien eine Beurteilung zulässt, konnten bisher für Interferon beta-1 b und Interferon beta-1 a sowie für Methotrexat positive therapeutische Effekte auf neuropsychologische Funktionen nachgewiesen werden. Die Studien zur symptomatischen Behandlung neuropsychologischer Defizite sind nur eingeschränkt verwertbar, da die Evaluationszeiträume ausgesprochen kurz sind. Gleiches gilt für Studien, die nicht-medikamentöse Verfahren evaluierten, deren Design nicht standardisiert war und ebenfalls nur kurze Abschnitte evaluierte.

Literatur

[1] Fischer JS. Assessment of neuropsychological function. In: Rudick A, Goodkin DE (eds.): Multiple Sclerosis Therapeutics. London: Dunitz, 1999: 31–47

[2] Fischer JS, Priore RL, Jacobs LD, et al. Neuropsychological effects of Avonex™ (IFN-ß-1 a) in relapsing multiple sclerosis. Neurology 1998; 50 (Suppl 4): P01070

[3] Heaton RK, Nelson LM, Thompson DS, et al. Neuropsychological findings in relapsing – remitting and chronic-progressive multiple sclerosis. J Consult Clin Psychol 1985; 53: 103–110

[4] IFNB Multiple Sclerosis Study Group. Interferon ß-1 b is effective in relapsing-remitting multiple sclerosis: I. Clinical results of a multiplecenter, randomized, double blind, placebo-controlled trial. Neurology 1993; 43: 655–661

[5] Jacobs LD, Cookfair DL, Rudick RA, et al. Intramuscular interferon beta-1 a for disease progression in relapsing multiple sclerosis. Ann Neurol 1996; 39: 285–29

[6] Jonsson A, Korfitzen EM, Heltberg A, et al. Effects of neuropsychological treatment in patients with multiple sclerosis. Acta Neurol Scand 1993; 88: 394–400

[7] Leo GJ, Rao SM. Effects of intravenous physiostigmine and lecithin on memory loss in multiple sclerosis: report of a pilot study. J Neurol Rehabil 1988; 2: 123–129

[8] Multiple Sclerosis Study Group. Efficacy and toxicity of cyclosporine in chronic progressive multiple sclerosis: a randomized, double-blinded, placebo-controlled clinical trial. Ann Neurol 1990; 27: 591–605

[9] Olivieri RL, Sibilia G, Valentino P, et al. Pulsed methylprednisolone induces a reversible impairment of memory in patients with relapsing-remitting multiple sclerosis. Acta Neurol Scand 1998; 97: 366–369

[10] Plisken NH, Hamer DP, Goldstein DS, et al. Improved delayed visual reproduction test performance in multiple sclerosis patients receiving interferon ß-1 b. Neurology 1996; 47: 1463–1468

[11] Poser S, Wikstrom J, Bauer HJ. Clinical data and the identification of special forms of multiple sclerosis in 1271 cases studied with a standardized documentation system. J Neurol Sci 1979; 40: 159–168

[12] Rao SM, Leo GJ, Bernardin L, Unverzagt F. Cognitive dysfunction in multiple sclerosis: I. Frequency, patterns and prediction. Neurology 1991; 41: 685–691

[13] Weinstein A, Schwind SR, Schiffer RB, et al. Neuropsychological status in multiple sclerosis after treatment with glatiramer acetat (Copaxone). Arch Neurol 1999; 56: 319–324

2.3 Handhabung wichtiger Rating-Skalen

O. Kastrup

Expanded Disability Status Scale

Für den Verlauf der Multiplen Sklerose sind trotz ihrer Limitierungen die „Expanded Disability Status Scale" (EDSS) und ihr Vorgänger, die DSS („Disability Status Scale"), die gebräuchlichsten Instrumente, um Veränderungen des Behinderungsgrads zu dokumentieren. Obwohl in klinischen Studien die MRT als Surrogatmarker einen wichtigen Stellenwert erlangt hat, ist die EDSS als einzige validierte Skala bezüglich des Verlaufs in Therapiestudien unverzichtbar [6].

Bereits 1955 veröffentlichte John Kurtzke erstmals eine zehnstufige Skala zur Beurteilung des Verlaufs von über 300 Patienten in einer Therapiestudie mit Isoniazid. 1961 veröffentlichte er dann die „Disability Status Scale" (DSS). In dieser Skala erfolgte eine Graduierung der Behinderungsgrade in verschiedenen funktionellen Gruppen, die nicht addiert werden durften. Anhand der Punktzahl wurden die Patienten in zehn Kategorien eingeteilt. Nach mehreren Modifikationen schlug Kurtzke dann 1983 die EDSS vor [4]. Die EDSS ist eine ordinale Skala ansteigend in 0,5-Punkt-Schritten von 1,0 (neurologische Abnormalitäten ohne funktionelles Defizit) bis 10,0 (Tod durch MS).

Der Skalenbereich von 1,0 bis 3,5 resultiert aus einer Kombination von individuellen Bewertungen (Scores) der Funktion von Pyramidenbahn, Zerebellum, Hirnstamm, visuellem System, sensiblem System, Blasen und Mastdarm sowie mentalen Funktionen. Diese individuellen Scores werden als Funktionssystem-Scores bezeichnet. Die EDS-Scores von 4,0 bis 7 sind im Wesentlichen über die Fähigkeit, definierte Distanzen mit oder ohne Unterstützung zu gehen, definiert. Da Patienten mit einem Score über 7 nicht mehr gehfähig sind, sind die Scores von 7,5 bis 8,9 hauptsächlich durch die Armfunktion bestimmt. EDS-Scores 9,0 bis 9,5 sind durch die Bulbärfunktion charakterisiert. Eine genaue und reproduzierbare Anwendung der EDSS erfordert einen recht großen Trainingsaufwand, um die Intra- und Interrater-Scoring-Reliabilität und Reproduzierbarkeit zu garantieren. Dieses schränkt seinen Gebrauch im klinischen Alltag ein. Häufige Kritikpunkte am EDSS ist der Mangel an Sensitivität in Bezug auf die Aufdeckung einer Veränderung in neurologischer Funktionsbeeinträchtigung und Behinderung. Dieses resultiert zumindest teilweise aus einer unscharfen Definition einiger Funktionssystem-Scores, des Weiteren aus der Tatsache, dass Veränderungen in verschiedenen Funktionssystem-Scores einen jeweils unterschiedlichen Einfluss auf die Berechnung des Gesamt-EDS-Scores haben. So hat die Behinderung des motorischen Systems insbesondere bei Werten zwischen 4 und 7 ein überproportional hohes Gewicht, während andere Bereiche, wie etwa neuropsychologische Defizite (s. auch Kapitel 2.2), fast keine Berücksichtigung finden (auch in Ermangelung einfacher Tests zur Quantifizierbarkeit).

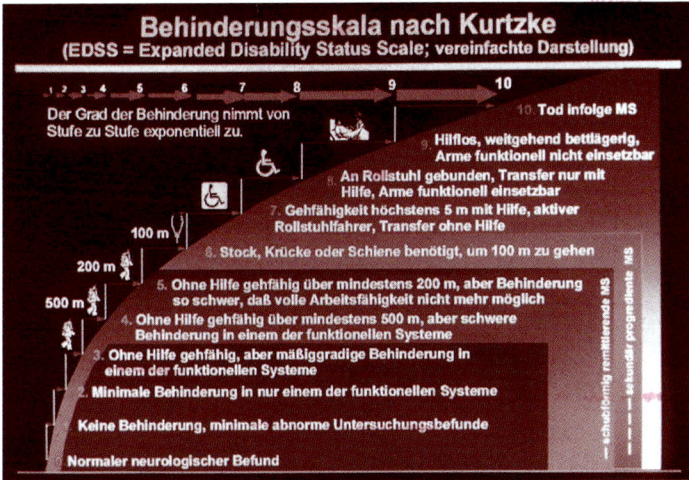

Abb. 1   EDS-Skala von 0–10 mit den wichtigsten Kriterien.

Andere Skalen

Verschiedene alternative Instrumentarien, um neurologische Behinderungen zu messen, sind vorgeschlagen worden, allerdings zeigen alle diese zum Teil unterschiedliche und noch weitreichendere Probleme und Defizite als die EDSS selbst. Hierzu gehört zum Beispiel der sog. *Ambulation-Index* (AI), der hauptsächlich Gehfähigkeit überprüft [5], allerdings keine direkte Überprüfung des Hirnstamms oder der visuellen, zerebellären, sensorischen und vegetativen Funktionen zulässt. Er ist definiert über die Zeit, die ein Patient benötigt, um 8 Meter zu gehen (T8), damit allerdings einfach, gut reproduzierbar und ohne großen Aufwand durchführbar.

Die sog. *Scripps-Neurologic-Rating-Scale,* die ein sehr differenziertes Scoring von neurologischer Dysfunktion zulässt, hat im Vergleich zur EDSS den Nachteil, dass viele Definitionen von neurologischer Behinderung funktionell noch unschärfer als in der EDSS sind und viele Redundanzen bezüglich Unterscores bestehen.

Der *Troiano-Scale* ist eine weitere Skala, die allerdings im Allgemeinen als nicht sensitiv genug angesehen wird, auch keine Einschätzung der Sehfunktion, Mentalfunktion oder vegetativen Funktionen zulässt. Dementsprechend erscheint derzeit bis zu einer erneuten Modifikation oder dem Vorschlag eines neuen Score-Systems die EDSS ihre Rolle als Standardinstrumentarium beizubehalten.

Neue Entwicklungen

Um die Kritikpunkte an der EDSS auszuräumen, wurde kürzlich die MCSF („Multiple Sclerosis Functional Composite Measure") vorgeschlagen, die auch kognitive Funktionen besser miterfasst. Im Einzelnen werden hierbei die Behinderung der oberen Extremität durch den 9-hole-peg-test (ein Geschicklichkeitstest unter Zeit), die Behinderung der unteren Extremität durch die notwendige Zeit 25 feet (ca. 8 m) zu gehen sowie Gedächtnis und Konzentrationsfähigkeit durch den PASAT-3-Test evaluiert. Möglicherweise wird diese in Zukunft die EDSS ablösen [1].

Literatur

[1] Fischer JS, Rudick RA, Cutter GR, Reingold SC. The multiple functional composite measure (MSFC): an integrated approach to MS clinical outcome assessment. National MS Society Clinical Outcomes Assessment Task Force. Mult Scler 1999; 5: 244–250

[2] Kurtzke JF. New scale for evaluating disability in multiple sclerosis. Neurology 1955; 5: 580–583

[3] Kurtzke JF. On the evaluation of disability in multiple sclerosis. Neurology 1961; 11: 686–694

[4] Kurtzke JF. Rating neurologic impairment in multiple sclerosis: An expanded disability status scale (EDSS). Neurol (Cleveland) 1983; 33: 1444–1452

[5] Schwid SR, Goodman AD, Mattson DH, et al. The measurement of ambulatory impairment in multiple sclerosis. Neurology 1997; 49: 1419–1424

[6] Waubant EL, Goodkin DE. Assessing efficacy in clinical trials of treatments for multiple sclerosis. CNS Drugs 1996; 6: 462

3 Therapie

3.1 Standards der Akuttherapie

O. Kastrup und M. Maschke

Schubbehandlung

Glukokortikoide sind seit den 50er Jahren zur Therapie eines akuten Schubes etabliert. Die ersten Behandlungen und Studien wurden mit ACTH durchgeführt; sie belegen einen positiven Effekt auf die Schubdauer und -rückbildung. ACTH wurde später, nachdem Studien mit intravenösen Steroiden Wirksamkeit bewiesen hatten, als Standardbehandlung abgelöst. Gegenüber der ACTH-Kur zeichnet sich diese Behandlung durch einen verlässlicheren Wirkungseintritt und geringere Nebenwirkungen aus.

Mehrere Studien haben die Wirksamkeit der Steroide gegenüber Plazebo gesichert. Obwohl die Wirkung der (wiederholten?) Steroidtherapie auf den Langzeitverlauf und Grad der Behinderung nicht klar positiv ist, werden Schubdauer und Heftigkeit gemindert. Dauer und Dosierung waren allerdings nicht einheitlich, so dass es leider nur wenige vergleichbare Studien gibt. Einen Überblick über historische und neuere Studien gibt Tab. 1. Studien, die Fragen wie die Bestimmung eines sinnvollen Wiederholungsintervalls oder die Frage des Nutzens einer oralen Abdosierung untersuchen, liegen nicht vor. Das derzeitig übliche i.v. Therapieschema stützt sich auf mehrere plazebokontrollierte Studien in Schubbehandlung [1,7] und auch einer Studie zur Therapie der Opticusneuritis [3], die eine Überlegenheit der intravenösen Therapie zeigen konnte. In der Studie zur Therapie der Retrobulbärneuritis schien es in der Gruppe der hochdosiert i.v. behandelten Patienten sogar seltener zum Übergang in eine MS zu kommen. Ein klarer prophylaktischer Effekt kann allerdings Steroiden (bisher) nicht zugeschrieben werden.

Im Gegensatz zur Dosis ist die Applikationsform nach einer englischen und einer dänischen Studie [2,9] möglicherweise nicht entscheidend. Patienten die mit 500 mg Methylprednisolon für 5 Tage entweder i.v. oder oral behandelt wurden, hatten danach den gleichen Therapiebenefit. Allerdings erscheint die orale Gabe dieser Dosis mit deutlicheren Nebenwirkungen behaftet.

Bei chronisch progredient erkrankten Patienten ist die Datenlage widersprüchlich. In zwei Studien war eine klare Wirkung zu erkennen,

Tab. 1 Studien zur Wirksamkeit von Steroiden bei MS

Autor	Design	Ergebnis
Miller et al. 1961	orales Prednison low-dose gegen Aspirin	kein Effekt
Rose et al.1970	103 Patienten, ACTH gegen Plazebo	schnellere Erholung im Schub
Barnes et al. 1985	MP 1 g x 7 gegen ACTH	MP besser
Milligan et al. 1987	22 Patienten 500 mg MP × 5 Tage gegen Plazebo	schnellere Erholung der MP-Gruppe
Beck et al. 1992	MP 1 g × 3 gegen Plazebo oder low-dose oral	MP besser
Barnes et al. 1997	MP 1 g × 3 gegen low-dose oral	kein Unterschied
Selleberg et al.1998	MP 500 mg × 5 oral gegen Plazebo	MP besser
Cazzato et al.1995	35 Patienten mit chronisch-progressiver Form 5 x 1 g MP + 5 Tage oral gegen Plazebo	statistisch signifikante Besserung nach 4 Wochen für 3 Monate
Goodkin et al.1998	108 Patienten mit chronisch-progressiver Form erhielten Standard oder Hochdosis MP i.v. alle 2 Monate bis zu 2 Jahren	kein Unterschied bezüglich Progression, eine Tendenz zu besserem Verlauf in der Hochdosisgruppe

MP = Methylprednisolon

eine neuere italienische Studie [4] konnte allerdings einen statistisch signifikanten Effekt nach 3 Monaten nachweisen. Eine niedrig dosierte orale Dauertherapie ist nicht wirksam und sehr nebenwirkungsträchtig. Dementsprechend erscheint bei progredientem Verlauf ein Versuch mit (wiederholter?) i.v. Therapie gerechtfertigt, bevor aggressivere Therapien (Mitoxantron, Cyclophosphamid) begonnen werden (s. auch Abschn. 3.9). Bis zu vier Steroidstoßtherapien pro Jahr können als sicher und nebenwirkungsarm gelten.

Aufgrund der guten Verträglichkeit wird heute üblicherweise hochdosiert intravenös behandelt. Nebenwirkungen wie bei oraler Langzeitsteroidtherapie (wie z.B. Diabetes, Osteoporose, Magenulzera, Katarakt) treten selten auf. Methylprednisolon ist gegenüber fluorierten Steroiden oder ACTH wegen geringerer Nebenwirkungen (z.B. Cushingoid, schlechter Steuerbarkeit, Steroidmyopathie) zu bevorzugen. Akutnebenwirkungen können Insomnie, Unruhe, Flush, Verschwommensehen und sehr selten Krampfanfälle, Psychosen und Thrombosen sein.

Indikation

Üblicherweise werden nur die Retrobulbärneuritis, motorische, zerebelläre, spinale oder schwere vegetative Ausfälle mit Steroiden behandelt. Über die Indikation bei rein sensiblen Ausfällen besteht Uneinigkeit. Aufgrund der Tatsache, dass diese allerdings Krankheitsaktivität in jedem Fall belegen und im MRT zumeist dann noch mehr „aktive" Herde zu erkennen sind, ist auch in diesen Fällen eine Steroidbehandlung empfehlenswert.

Wirkmechanismus

Kortikosteroide üben vielfältige Effekte auf das Immun- und Gefäßsystem aus. In der Behandlung der MS führt die hochdosierte Steroidapplikation als erster rasch einsetzender Effekt zu einer Abdichtung der Blut-Hirn-Schranke und einer Ödemabnahme. Innerhalb kurzer Zeit nach intravenöser Gabe von Methylprednisolon (MP) kommt es zu einer Verringerung der Gadoliniumaufnahme in kernspintomographisch sichtbaren Läsionen. Leider ist dieser Effekt nur vorübergehend, allerdings erweist er sich als dosisabhängig, was die hochdosierte Therapie als Konzept stützt. Die akute Funktionsverbesserung wird bewirkt durch die Ödem- und konsekutive Druckabnahme, auch durch das verringerte Übertreten entzündlicher und toxischer Mediatoren und Zytokine aus dem Blut. Ein wichtiger systemischer Mechanismus für die anti-inflammatorische Wirkung der Steroide ist die Unterdrückung des peripheren Immunsystems durch Hemmung der Zytokinausschüttung und endothelialen Lymphozytenadhäsion, möglicherweise auch eines Einflusses auf die T-Zell-Apoptose [11].

Praktische Therapieempfehlung

Etabliert hat sich die in Anlehnung an die Therapie des Lupus erythematodes eingeführte „Methyl-Prednisolon-Puls-Therapie" (MPPT):

Tag 1 – 5: 500 – 1000 mg Methylprednisolon i. v. in 250 ml NaCl
oder Glukose 5 % als KI

Falls keine oder nur geringe Besserung **orales Ausschleichen:**

Tag 6 und 7: 80 mg Methylprednisolon (z. B. Urbason®) oral
Tag 8 und 9: 60 mg
Tag 10 und 11: 40 mg
Tag 12 und 13: 20 mg, dann absetzen.

Dabei sollten folgende **Vorsichtsmaßregeln** beachtet werden:
– Gabe als morgendliche Kurzinfusion über 60 Minuten, Erstgabe unter ärztlicher Überwachung. Die Therapie kann grundsätzlich auch ambulant erfolgen.
– Bei Infektzeichen (Fieber, Leukozytose, BSG/CRP Erhöhung) Klärung der Ursache (Rö-Thorax, Harn-Status und ggf. Behandlung, solange Aussetzen der Corticoid-Therapie
– H2-Blockertherapie von Tag 1 – 15 mit z. B. mit Famotidin oder Ranitidin, bei Ulcusverdacht zuvor Gastroskopie, bei Ulcus strenge Indikationsstellung, ggf. keine Steroidtherapie bis zum Abheilen
– Bei Thromboserisiko Low-dose Heparin s. c.
– Orale Kaliumsubstitution als Begleittherapie
– Bei Schlaflosigkeit Benzodiazepin-Schlafmittel, bei akuten Psychosen psychiatrische Mitbetreuung
– Überwachung von Blutdruck, Blutzucker und Elektrolyten (insb. K+), bei Glaukompatienten Augeninnendruckkontrolle

Literatur

[1] Barnes MP, Bateman DE, Cleland PG, et al. Intravenous methylprednisolone for multiple sclerosis in relapse. J Neurol Neurosurg Psychiatry 1985; 48: 157 – 159

[2] Barnes D, Hughes RAC, Morris RW, et al. Randomised trial of oral and intravenous methylprednisolone in acute relapses of multiple sclerosis. Lancet 1997; 349: 902 – 906

[3] Beck RW, Cleary PA, Trobe JD, et al. The effects of corticosteroids for acute potic neuritis on the subsequent devlopement of multiple sclerosis. N Engl J Med 1993; 329: 1764 – 1769

[4] Cazzato G, Mesiano T, Rodolfo A, et al. Double-blind, placebo-controlled, randomized, crossover trial of high-dose methylprednisolone on patients with chronic progressive form of multiple sclerosis. Eur Neurol 1995; 35: 193 – 198

[5] Goodkin DE, Kinkel RP, Weinstock-Guttmann B, et al. A phase II study of i. v. methylprednisolone in secondary-pregressive multiple sclerosis. Neurology 1998; 51: 239 – 245

[6] Miller H, Newell D, Ridley A. Multiple sclerosis, trials of maintenance treatment with prednisolone and soluble aspirin. Lancet 1961 I: 127–129

[7] Milligan NM, Newcombe R, Compston DA. A double blind controlled trial of high-dose methylprednisolone in patients with multiple sclerosis. J Neurol Neurosurg Psychiatry 1987; 50: 511–516

[8] Rose AS, Kuzma JW, Kurtzke JF, et al Cooperative study in the evaluation of therapy in multiple sclerosis: ACTH versus placebo. Final report. Neurology 1970; 20: 1–59

[9] Sellebjerg F, Frederiksen JL, Nielsen PM, et al. Double-blind, randomized, placebo-controlled study of oral, high-dose methylprednisolone in attacks of MS. Neurology 1998; 51: 529–534

[10] Voltz R, Hohlfeld R. Aktuelle Therapie der multiplen Sklerose – Hochdosierte intravenöse Therapie mit Kortikosteroiden. Nervenarzt 1992; 63: 773–775

[11] Wandlinger KP, Wessel K, Trillenberg P, et al. Effect of high-dose methylprednisolone administration on immune functions in multiple sclerosis patients. Acta Neurol Scand 1998; 97: 359–365

3.2 Dauerbehandlung der schubförmigen Verlaufsform

V. Limmroth, O. Kastrup und H.-C. Diener

Die pharmakologischen Entwicklungen der letzten 10 Jahre haben das Repertoire der in der Dauerbehandlung der schubförmigen Verlaufsform einsetzbaren Substanzen deutlich erweitert. Neben dem bereits seit vielen Jahren verfügbaren Azathioprin (s. Kapitel 3.3), stehen nun drei zugelassene Interferon-β-Präparate (s. Kapitel 3.4) zur Verfügung. Weitere Substanzen wie Glatirameracetat (s. Kapitel 3.5), Immunglobuline (Kapitel 3.6), aber auch Zytostatika wie Mitoxantron (s. Kapitel 3.7) konnten ihre Wirksamkeit in mehreren Studien belegen und stehen teilweise kurz vor der Zulassung.

Über die Wertigkeit der einzelnen Substanzen im Vergleich kann jedoch wenig gesagt werden, da direkte Vergleichsstudien nach wie vor fehlen. Selbst der Vergleich einzelner Studien ist problematisch, da häufig unterschiedliche primäre Zielkriterien Verwendung fanden oder die Zusammensetzung der Patientengruppen unterschiedlich war. Therapieentscheidungen und -empfehlungen basieren daher weiterhin auf sekundären Kriterien wie Zulassung (damit verbundener Erstattungsfähigkeit), individuellen Kontraindikationen, Nebenwirkungsprofil, Compliance des Patienten u.a. Ein weiteres Problem ergibt sich aus dem Fehlen valider Langzeitdaten. Selbst für die Gruppe Interferon-β-Präparate und Glatirameracetat liegen bisher valide Daten über Zeiträume von maximal 6 Jahren vor. Der langfristige Nutzen der Präparate – auch im Hinblick auf die unterschiedlichen klinischen Verlaufsformen – ist daher leider ungeklärt.

Früher Therapiebeginn?

Ein Aspekt kontroverser Diskussionen ist der Zeitpunkt des Therapiebeginns. Neuere kernspintomographische Studien deuten daraufhin, dass subklinische Prozesse – auch axonale Prozesse (s. Kapitel 2.1) – bereits in frühen Abschnitten der Erkrankung nachweisbar sind. So konnten jüngst auch atrophische Prozesse in frühen Stadien bei asymptomatischen Patienten mit MS nachgewiesen werden ([1]; s. auch Kapitel 1.2). Auch unter der Vorstellung, dass in der inflammatorischen Phase der Erkrankung pathophysiologische Vorgänge mit den derzeit zur Verfügung stehenden Substanzen therapeutisch besser zu beeinflussen sind als Mechanismen in der Phase axonaler Untergänge spricht für einen möglichst frühen Therapiebeginn. Eine zunehmende Anzahl von Autoren befürwortet daher den möglichst frühen Einsatz einer schubprophylaktischen Dauertherapie.

Hauptargument gegen den frühen Einsatz einer Dauertherapie ist die schlechte Vorhersagbarkeit des klinischen Verlaufs und die möglicherweise unnötige Therapie von benignen Verläufen. Der deutliche Anstieg der Therapiekosten sei nur der Vollständigkeit halber erwähnt. Nicht wenige Autoren stellen die Existenz benigner Verläufe jedoch zunehmend in Frage oder halten diese für Raritäten. Gestützt wird diese Sicht durch eine Reihe epidemiologischer Studien, die sich mit dem natürlichen Verlauf der MS befasst haben. So konnte durch die „Natural History Study" belegt werden, dass 90 % aller Patienten, die zunächst unter einem rein schubförmigen Verlauf litten, nach 25 Jahren eine sekundär chronisch-progrediente Verlaufsform aufwiesen [2]. In einer weiteren, 1999 veröffentlichten prospektiven Studie [3] wurden MS-Patienten mit einem benigen Verlauf (Definition : EDSS < 3,0 bei mindestens 10-jährigem Verlauf) über einen Zeitraum von 10 Jahren beobachtet. Nach dem Beobachtungszeitraum hatte sich fast die Hälfte der Patienten mit initial als benigne eingestuftem Verlauf doch signifikant verschlechtert und litten unter der chronisch-progredienten Verlaufsform. Die Ergebnisse dieser Studien legen den Schluss nahe, dass ein großer Teil der benignen Verläufe nur temporärer Natur ist, was das Konzept eines (grundsätzlich) frühen Therapiebeginns stützen würde.

Zwei kürzlich vorgestellte Studien, CHAMPS (Controlled High Risk Subject Avonex Multiple Sclerosis Prevention Study) und ETOMS (Early Treatment of Multiple Sclerosis with Rebif), untersuchten den Effekt der Interferon-β-1a-Präparate auf die Konversion einer klinisch möglichen MS (ein präsentiertes Erstereignis plus mindestens ein zusätzliches diagnostisches Kriterium, wie Herde im MRT) zur klinisch gesicherten MS. In beiden Studien war der Anteil der Patienten, bei denen sich im untersuchten Zeitraum eine klinisch gesicherte MS entwickelte, jeweils in der Behandlungsgruppe signifikant niedriger als unter Plazebo (s. auch Kapitel 3.4). Beide Studien lassen den Schluss zu, dass Patienten möglicherweise bereits von einem sehr frühen Therapiebeginn profitieren. Tab. 1 fasst die Argumente für und gegen einen frühen Therapiebeginn zusammen.

Dennoch bleibt zweifelhaft, ob wirklich jeder Patient zum Zeitpunkt des Erstsymptoms sofort auf eine Dauermedikation eingestellt werden sollte. Ein sinnvoller Zwischenweg im Hinblick auf eine möglichst frühe aber differenzierte Therapieentscheidung wäre es, Patienten mit einem hohen Risiko für einen schweren Verlauf bereits zu Beginn der Erkran-

Tab. 1 Argumente für und gegen einen frühen Therapiebeginn

Argumente für einen frühen Therapiebeginn	Argumente gegen einen frühen Therapiebeginn
permanente subklinische Vorgänge auch bei asymptomatischen Patienten bzw. schubfreien Phasen (MS never sleeps!)	unnötige Therapie „benigner" Verläufe
Beeinflussung / Therapie inflammatorischer Prozesse derzeit eher möglich als axonale Mechanismen	Benefit der Langzeittherapie (noch) nicht eindeutig belegt
„echte" benigne Verläufe wesentlich seltener, als bisher vermutet	Langzeitnebenwirkungen vieler neuer Präparate noch unzureichend untersucht
Studien zum frühen Einsatz von Interferon-β-Präparaten signifikant bezüglich der Erkrankungsverzögerung (CHAMPS und ETOMS)	hohe Kosten
nach wie vor keine sicheren Parameter und Marker, um milde von schweren Verlaufsformen zu trennen	

kung „herauszufiltern". Ein Problem bleibt in diesem Zusammenhang jedoch das Fehlen valider prognostischer Marker. Im Rahmen von Verlaufsstudien konnten klinische Kriterien erarbeitet werden, die für einen gutartigen oder schweren Verlauf sprechen (s. Tab. 2), doch bleiben auch diese Kriterien individuellen Besonderheiten ausgesetzt. Neuere kernspintomographische Auswertungen zeigten, dass das MRT möglicherweise diese diagnostische Lücke füllen könnte. So konnten die ersten validen prospektiven Verlaufsuntersuchungen über Zeiträume von zehn Jahren zeigen, dass sowohl die Anzahl der Gadolinium aufnehmenden Herde als auch das Ausmaß der Läsionslast zu Beginn der Erkrankung gut mit dem EDS-Score nach 10 Jahren korrelierte [4]. Die Kombination von klinischen und kernspintomographischen Kriterien erlaubt daher bereits heute eine relativ gute Einschätzung des mittelfristigen Verlaufs und stellt somit eine solide Entscheidungshilfe für eine Therapieindikation zum Zeitpunkt der Diagnosestellung oder bereits bei Auftreten einer Erstsymptomatik.

Tab. 2 Symptome, die zu Beginn der Erkrankung für einen milden oder ausgeprägten Krankheitsverlauf sprechen

Symptome, die eher für einen milden Verlauf sprechen	Symptome, die eher für einen schweren Verlauf sprechen
Retrobulbärneuritis als Initialsymptom und/oder überwiegendes Vorliegen von sensiblen Symptomen	ausschließlich motorische oder zerebelläre Symptome zu Beginn der Erkrankung
lange symptomfreie Phasen zwischen den Schüben	kurzer Zeitraum zwischen den ersten beiden Schüben, hohe Schuberate zu Beginn
gute bis vollständige Rückbildung der Schübe, gutes Ansprechen auf Steroide	schlechte Symptomrückbildung nach den Schüben, schlechtes Ansprechen auf Steroide
ausschließlich schubförmiger Verlauf	chronisch-progrediente Symptomzunahme bereits in der Anfangsphase der Erkrankung
minimale MRT-T2-Läsionsmenge zu Beginn der Erkrankung keine bzw. wenige (≤ 3) Gadolinium aufnehmenden Herde zu Beginn der Erkrankung	hohe MRT-T2-Läsionsmenge bereits zu Beginn der Erkrankung zahlreiche Gadolinium anreichernde Herde zu Beginn der Erkrankung

Stufentherapie: Dauerbehandlung und Eskalationstherapie

Auf Grundlage der bisherigen Studien ergeben sich die folgenden Leitlinien zur Stufentherapie, die auch von der MS-Therapie Konsensus-Gruppe 1999 [5] formuliert wurden und derzeit überarbeitet werden. Es sei nochmals betont, dass im Hinblick auf die derzeitige Datenlage keine Aussagen über die Wirksamkeit einzelner Substanzen im Vergleich zueinander möglich ist. Wissenschaftlich begründete Richtlinien kann es daher (noch) nicht geben. Die Auswahl der Substanz orientiert sich somit an der individuellen Situation (Begleiterkrankungen, Kontraindikationen, Umfang kognitiver Defizite, Lebensumstände) des Patienten. Die folgenden Leitlinien müssen vorerst als Therapieempfehlungen betrachtet werden:
- Die Basistherapie zur Behandlung der schubförmigen Verlaufsform erfolgt zunächst mit Interferon-β-Präparaten. Daneben steht Azathioprin, das seit Jahrzehnten in der MS-Therapie eingesetzt wird,

aber erst seit Anfang 2000 eine Zulassung für diese Indikation erhalten hat. Da viele der Therapiestudien jedoch älter waren und die damals verwendeten Studiendesigns nicht den heutigen Standards entsprechen, ist die Zulassung mit der Formulierung erteilt worden, dass eine Indikation für Azathioprin besteht, wenn eine Therapie mit Interferonen nicht möglich oder kontraindiziert ist, bei Patienten die parenterale Medikation ablehnen, oder Patienten, die bisher mit Azathioprin behandelt wurden und einen stabilen Verlauf gezeigt haben.

- Als weitere (derzeit noch nicht oder für die Indikation MS-Therapie noch nicht zugelassene) Präparate kommen Glatirameracetat (Copaxone) (das aller Voraussicht nach 2001 zugelassen wird) und Immunglobuline in Betracht. Trotz fehlender Zulassung kommen beide Substanzgruppen bei Kontraindikationen gegen Interferone oder Azathioprin (s. Kapitel 3.3 und 3.4) auch als initiale Medikation in Betracht.
- Bei primärem Therapieversagen (Schubrate unverändert, weiterhin Schübe mit schlechter Rückbildungstendenz) unter einer Interferon-β-Therapie kann zunächst die Umstellung auf eine höhere Interferon-Dosierung erwogen werden. Bei weiterhin hohen Schubraten sollte jedoch eine Eskalationstherapie mit einem Zytostatikum erfolgen. Zur Verfügung stehen hier Mitoxantron und Cyclophosphamid, die in mehreren Studien untersucht worden sind und für die eine signifikante Beeinflussung hoher Schubraten belegt ist (s. Kapitel 3.7). Aufgrund der besseren Verträglichkeit ist zunächst einer Therapie mit Mitoxantron der Vorrang zu geben. Beide Substanzen sollten jedoch nur von hiermit erfahrenen Zentren bzw. Kollegen eingesetzt werden.

Konzepte der Zukunft

Erfreulicherweise darf auch in den kommenden Jahren mit einer weiteren Verbesserung der Therapiemöglichkeit gerechnet werden. Ein Aspekt wird die Einführung anwendungsfreundlicherer Darreichungsformen sein. So ist die erste Multizenterstudie zur Evaluierung von oralem Glatirameracetat bereits abgeschlossen und wird derzeit ausgewertet. In der Gruppe der Interferon-β-Präparate werden bereits nasale und inhalierbare Anwendungsformen getestet.

Eine Steigerung der Effektivität läßt sich möglicherweise durch die Kombination von Substanzen mit unterschiedlichen Wirkmechanismen erzielen, so etwa durch die Kombination von immunmodulatorischen und immunsuppressiven Substanzen. Das Therapiekonzept wird derzeit in einer europäischen Studie überprüft, in der Azathioprin mit

Interferon-beta-1a (Avonex) kombiniert und als Monotherapie verglichen werden (ERAZIMUS). Aber auch andere Kombinationen wie Interferon-beta-1a-Präparate in Kombination mit Glatirameracetat oder auch Zytostatika werden derzeit untersucht. Möglicherweise liegt in den Kombinationen von zwei oder gar drei Substanzgruppen, die unterschiedliche Wirkmechanismen repräsentieren, der Schlüssel zu einer dauerhaft erfolgreichen MS-Therapie.

Literatur

[1] Brex PA, Jenkins R, Fox NC, et. al. Detection of ventricular enlargement in patients at the earliest clinical stage of MS. Neurology 2000; 54: 1689–91.
[2] Weinshenker BG, Bass B, Rice GP et al. The natural history of multiple sclerosis: a geographically based study. I. Clinical course and disability. Brain 1989; 112: 133–46.
[3] Hawkins SA, McDonnell GV. Benign multiple sclerosis? Clinical course, long term follow up, and assessment of prognostic factors. J Neurol Neurosurg Psychiatry 1999; 67: 148–52
[4] Sailer M, O'Riordan JI, Thompson AJ, et al. Quantitative MRI in patients with clinically isolated syndroms suggestive of demyelinisation. Neurology 1999; 52: 599–606
[5] MS-Therapie Konsensus Gruppe (MSTKG): Immunmodulatorische Stufentherapie der multiplen Sklerose. Nervenarzt 1999; 70: 371–386

3.3 Azathioprin

M. Maschke

Der erste Bericht über eine mögliche Wirksamkeit von Azathioprin in der Behandlung der MS als unspezifisch immunsuppressiv wirkende Substanz wurde bereits 1966 von Aimard et al. veröffentlicht [1]. Trotz nicht immer eindeutigen, meist mit relativ kleinen Patientenzahlen durchgeführten, plazebokontrollierten Studien zur Effektivität von Azathioprin in der Behandlung der schubhaft-remittierenden Verlaufsform und der chronisch progredienten MS konnte eine Metaanalyse [21] eine Wirksamkeit von Azathioprin in der Behandlung der schubhaften Verlaufsform nachweisen. Aufgrund seiner zumeist guten Verträglichkeit und der vergleichsweise geringen Behandlungskosten hat Azathioprin auch nach Einführung der neueren imunmodulatorischen Substanzen weiterhin einen Stellenwert als Alternativpräparat in der schubprophylaktischen Therapie der MS. Seit Anfang 2000 ist Azathioprin auch formal für die Behandlung der Multiplen Sklerose zugelassen.

Pharmakologie

Die orale Bioverfügbarkeit von Azathioprin wird mit 90% angegeben. Es wird rasch metabolisiert mit einer Eliminationshalbwertzeit von 2 Stunden. Dabei wird Azathioprin vorwiegend in 6-Mercaptopurin umgewandelt. Die Metaboliten werden bevorzugt renal ausgeschieden. Relevante pharmakokinetische Wechselwirkungen bestehen zwischen Azathioprin und Allopurinol aufgrund der Hemmung der Xanthinoxidase. Dadurch wird die toxische Wirkung von Azathioprin verstärkt. Bei gleichzeitiger Gabe beider Medikamente sollte daher die Dosis von Azathioprin auf 25% reduziert werden. Bei Patienten mit einem Thiopurinmethyltransferase(TPMT)-Mangel kann es zu einer rascheren Myelosuppression kommen. Die immunsuppressive Wirkung tritt nach etwa 3 Monaten auf. Zu diesem Zeitpunkt kommt es zu einer Erhöhung der relativen Retikulozytenzahl auf über 15‰ und einer Zunahme des MCV um 10–15%. Die derzeit empfohlene Tagesdosis beträgt 2–3 mg/kg Körpergewicht pro Tag aufgeteilt auf 2–4 Einzeldosen, um die gastrointestinale Verträglichkeit zu erhöhen.

Wirkmechanismus

Die immunsuppressive Wirkung des Azathioprins wird über seinen Metaboliten 6-Mercaptopurin entfaltet. Dieser Metabolit konkurriert kompetitiv mit Hypoxanthin um den Einbau in der Nukleinsäurebiosynthese und hemmt darüber die RNA- und DNA-Synthese v. a. von Gewebe mit einem hohen Zellturnover. Resultat ist eine unspezifische Immunsuppression. Dabei betrifft die Immunsuppression vorwiegend die T-Lymphozyten und in einem geringeren Ausmaß die B-Lymphozyten. In seriellen Blutuntersuchungen von Azathioprin-behandelten MS-Patienten konnte eine Zunahme von sog. „suppressorinduzierenden" T-Lymphozyten (CD4 + CD45 RA + Zellen) und eine Abnahme von CD3-CD56 + Zellen (hauptsächliche Quelle von „Natural killer"-Zellen) nachgewiesen werden [18]. Zudem kam es zu einer Abnahme des zytotoxischen Zytokins Tumornekrosefaktor alpha (TNFα). Vor allem diese Abnahme und die Zunahme der „suppressorinduzierenden" T-Lymphozyten wird für die Reduktion der Krankheitsaktivität verantwortlich gemacht.

Die Wirkung der Azathioprin-Behandlung auf die Anzahl der in der Kernspintomographie ersichtlichen MS-typischen Läsionen („lesion load") ist nur in einem unzureichenden Maße untersucht. In einer kleinen retrospektiven Studie wurde eine Abnahme der entzündlichen Herde um 43,7% in der mit azathioprinbehandelten Patientengruppe mit einer schubhaften MS (n = 19) gegenüber einer Zunahme von 15,6% in der nur mit Steroiden während des akuten Schubs behandelten Patientengruppe (n = 17) beobachtet [4]. Erst jüngst wurde die erste prospektive offene Studie mit 14 Patienten vorgestellt, die über einen Zeitraum von 6 Monaten Azathioprin (2,7 mg/kg KG/d) erhielten und regelmäßig untersucht wurden. Hier zeigte sich eine signifikante Reduktion der Läsionsmenge nach 5 Monaten Behandlung. Die Reduktion der Läsionsmenge im beobachteten Zeitraum entsprach etwa den für Interferone bekannten Daten. Trotz der bisher geringen MR-Datenlage darf vermutet werden, dass Azathioprin die Läsionsmenge und damit die Krankheitsaktivität bei MS-Patienten vermindert, wobei eine größere prospektive und kontrollierte Studie diese kernspintomographischen Ergebnisse sichern müsste.

Studien zur Wirksamkeit

Insgesamt gibt es elf randomisierte, kontrollierte Studien zur Wirksamkeit von Azathioprin in der Behandlung der MS. Zwei der Studien hatten dabei ein offenes Design [15,17], d.h. sie waren für den Untersucher nicht verblindet und entsprechen daher nicht den heutigen Richtlinien für die Durchführung klinischer Wirksamkeits-Studien. Damit verbleiben derzeit neun randomisierte, kontrollierte, verblindete (zwei Studien waren nur für den Untersucher verblindet) Studien, wobei drei Studien die schubprophylaktische Wirksamkeit bei Patienten mit schubhaft remittierendem Verlauf [8,10,19] und eine Studie den Einfluss auf die Progredienz bei Patienten mit einem primär chronischen oder sekundär chronischen Verlaufstyp [6] untersuchten. Die übrigen Studien führten die Untersuchungen an einem gemischten Patientenkollektiv aus Patienten mit schubhaft remittierender Verlaufsform, primär und sekundär chronisch-progredienter Verlaufsform durch [3, 7, 12, 13, 22]. Eine Übersicht über die Studien gibt Tab. 1.

Tab. 1 Übersicht über Wirksamkeitsstudien zu Azathioprin

Studie	Patienten (n)	RR	SP	PP	Patienten ohne Schub im 1-Jahres-Beobachtungszeitraum (Verum vs. Plazebo)	EDSS-Zunahme nach einem Jahr (Verum vs. Plazebo)
Swinburn et al 1973	50	x	–	–	79% vs. 60%	keine Angabe
Mertin et al 1982	45	x	–	–	57% vs. 32%	0,05 vs. 0,45
BDMSATG 1988	354	x	x	x	54% vs. 41%	0,14 vs. 0,07
Milanese et al 1988	40	x	x	x	53% vs. 45%	0,24 vs. 0,38
Ellison et al 1989	95	–	x	x	77% vs. 66%	0,50 vs. 0,58
Ghezzi et al 1989	185	x	x	–	57% vs. 62%	0,03 vs. 0,12
Goodkin et al 1991	54	x	–	–	48% vs. 32%	0,04 vs. 0,04

RR = relapsing-remitting, SP = sekundär progredient, PP = primär progredient, EDSS = Kurtzke Expanded Disease Status Scale, BDMSATG = British and Dutch Multiple Sclerosis Azathioprin Trial Group

Azathioprin in der Behandlung der schubhaft remittierenden („relapsing-remitting") MS

Die jüngste plazebokontrollierten Studie zur schubprophylaktischen Wirksamkeit von Azathioprin, in die nur Patienten mit einem schubhaft-remittierenden Verlauf eingeschlossen wurden, stammt von Goodkin et al. (1991). Darin wurden 59 Patienten doppelblind-randomisiert behandelt, wobei die Patienten der Verumgruppe 3,0 mg Azathioprin pro kg Körpergewicht pro Tag erhielten. Der Beobachtungszeitraum war 2 Jahre. Primäre Endpunkte waren die Anzahl der Patienten mit einem Schub im Beobachtungszeitraum und eine Zunahme der neurologischen Symptome gemessen am EDSS (Kurtzke Expanded Disability Status Scale). Die Anzahl der Patienten mit mindestens einem Schub in der Verumgruppe lag mit 16 Patienten nicht signifikant unter der Anzahl der Patienten in der Plazebogruppe, jedoch war die mittlere Schubrate im Beobachtungszeitraum signifikant reduziert (1.04 vs. 1.88 in der Plazebogruppe, $p = 0.05$). Der Unterschied in der mittleren Änderung des EDSS zugunsten der Verumgruppe war nicht signifikant (0.17 vs. 0.42).

Die meisten anderen Studien zeigen ebenfalls eine moderate schubprophylaktische Wirkung von Azathioprin. Dies wurde 1991 in einer Metanalyse zusamengefasst [21]. Diese Analyse schloss 793 Patienten ein, die in den verschiedenen Studien behandelt worden waren. Die Wahrscheinlichkeit, nach 1, 2 oder 3 Jahren keinen Schub zu erleiden, war für die behandelten Patienten signifikant größer als für die nichtbehandelten Patienten (relative Odds Ratio 1,97, 95% CI 1,27 – 3,04). Auf der anderen Seite war die Zunahme des EDSS in beiden Gruppen nicht signifikant unterschiedlich. Allerdings muss bei der Aussage dieser Metanalyse berücksichtigt werden, dass sowohl Patienten mit schubhaft-remittierendem Verlauf als auch mit chronisch-progredientem Verlauf eingeschlossen wurden.

Zusammenfassend zeigt Azathioprin eine schubprophylaktische Wirkung in der Behandlung der schubhaft remittierenden Verlaufsform der MS, ohne dabei einen signifikanten Einfluss auf das Ausmaß der Behinderung zu haben. Über die Wertigkeit der im Vergleich zu den Interferon-Studien mit geringen Patientenzahlen durchgeführten Azathioprin-Studien besteht zur Zeit (noch) kein Konsens. Daher wird Azathioprin teils als Medikament zweiter Wahl nach den neuen immunmodulatorischen Substanzen gesehen. Eine genauere Aussage über die tatsächliche Wirksamkeit von Azathioprin vor allem im Vergleich zu den neueren immunmodulatorischen Substanzen in der Behandlung der MS kann man sich von der 1997 geplanten europäischen Multizenterstudie erhoffen, die die Wirksamkeit von Azathioprin mit β-Interferon vergleicht (ERAZIMUS = Early azathioprine versus interferon beta treatment in multiple sclerosis).

Auf die Wirkung von Azathioprin in der Behandlung der chronisch progredienten MS wird in Kapitel 3.9 ausführlich eingegangen.

Nebenwirkungen von Azathioprin

Die in Studien zur Sicherheit der Behandlung von MS-Patienten mit Azathioprin am häufigsten beobachteten Nebenwirkungen waren eine Leukozytopenie (17%), Anstieg der Leberenzyme (9%), gastrointestinale Beschwerden (8%), Anämie (3%), Thrombozytopenie (3%) und Herpes zoster (2%) (Übersicht in Tab. 2). Bei etwa 12% der Patienten musste die Therapie aufgrund von Nebenwirkungen abgebrochen werden, wobei dafür vor allem gastrointestinale Beschwerden verantwortlich waren. Aufgrund der möglichen intrahepatischen Cholestase sollten alle potentiell leberschädigenden Substanzen reduziert oder abgesetzt und der Alkoholkonsum so gering wie möglich gehalten werden. Das durch die immunsuppressive Wirkung des Azathioprins bedingte Infektionsrisiko kann prozentual nicht genau angegeben werden. Zu beachten

Tab. 2 Nebenwirkungen von Azathioprin

Nebenwirkung	Häufigkeit (%)	Maßnahme
Leukozytopenie	17	Blutbildkontrolle im ersten Monat jede Woche, im 2. und 3. Monat alle 14 Tage, danach 1 x pro Monat
Anstieg der Leberenzyme (GOT, GPT, AP)	9	in den ersten 3 Monaten alle 4 Wochen, danach alle 3 Monate Bestimmung von GOT, GPT, AP, Bilirubin
gastrointestinale Beschwerden (Übelkeit, Erbrechen, Diarrhö)	8	Aufteilung auf kleinere Einzeldosen
Anämie	3	Dosisreduktion, ggf. absetzen
Thromobozytopenie	3	Dosisreduktion, ggf. absetzen
Auftreten eines Herpes zoster	2	Absetzen, Behandlung des Herpes zoster ggf. stationär

sind atypische Reaktionen bei der Injektion von Lebendimpfstoffen, so dass diese nicht während einer Azathioprin-Therapie verabreicht werden sollten.

Folgende regelmäßige Laborwertkontrollen sind allgemein empfohlen: GOT, GPT, Bilirubin, alkalische Phosphatase in den ersten 3 Monaten der Therapie vierwöchentlich, danach alle 3 Monate; Blutbild mit Differentialblutbild in den ersten 4 Wochen wöchentlich, in den Monaten 2 und 3 alle 14 Tage und danach einmal pro Monat.

Azathioprin und Krebsrisiko

Während der Azathioprin-Behandlung von Patienten mit Autoimmunerkrankungen, Malignomen oder zur Reduktion der Transplantatabstoßung nach Organtransplantation wurde eine vermehrte Inzidenz von Malignomen beobachtet [9,16]. Zwei Fall-Kontroll-Studien bei MS-Patienten zeigten widersprüchliche Ergebnisse. In einer Studie wurde ein 1,3fach erhöhtes Krebsrisiko gefunden, wenn die Patienten weniger als 5 Jahre mit Azathioprin behandelt wurden. Das Risiko war 2,0fach erhöht bei einer Behandlungsdauer von 5–10 Jahren und 4,4fach erhöht bei einer Behandlungsdauer von mehr als 10 Jahren [5]. Dagegen wurde in der zweiten Studie kein Unterschied zwischen den mit Azathioprin behandelten Patienten und den nicht behandelten Patienten gefunden [2]. Somit bleibt letztendlich unklar, inwieweit Azathioprin tatsächlich das Auftreten von Malignomen bei MS-Patienten fördert. Es muss allerdings derzeit davon ausgegangen werden, dass zumindest bei längerer Behandlungsdauer das Krebsrisiko geringfügig ansteigt.

Azathioprin und Schwangerschaft

Seit Beginn der Therapie mit Azathioprin in den späten sechziger Jahren sind Einzelfallberichte über embryonale Mißbildungen unter Azathioprin-Therapie beim Menschen publiziert worden [20], was durch die teratogene Wirkung des Azathioprins im Tierversuch bestätigt wird. Dabei scheint das Skelettsystem das am häufigsten betroffene Gewebe zu sein (z. B. Polydaktylie). Daneben gibt es Hinweise auf eine fetale Myelosuppression und Störung der Hämatopoese. Insgesamt liegen aber keine ausreichenden Erfahrungen über die Anwendung in der Schwangerschaft des Menschen vor. Somit sieht die derzeitige Empfehlung vor, dass während der Einnahme von Azathioprin eine sichere Kontrazeption durchgeführt werden sollte. Bei männlichen Patienten sollte die Kontrazeption aufgrund der potentiellen Schädigung der Spermatogenese auf 6 Monate nach Beendigung der Azathioprin-Behandlung ausgedehnt werden. Sollte während der laufenden Azathioprin-Behandlung eine Schwangerschaft auftreten, so sollte Azathioprin abgesetzt werden. Eine Schwangerschaftsunterbrechung muss aufgrund der nicht sicher zu beurteilenden teratogenen Wirkung beim Menschen nicht unbedingt vorgenommen werden. Betroffene Patientinnen sollten jedoch zu einem Beratungsgespräch in einer Klinik für Gynäkologie vorgestellt werden (Beratungsstellen für Ärzte: Beratungsstelle für Vergiftungserscheinungen und Embryonaltoxikologie, Spandauer Damm 130, 14050 Berlin, Tel. 030-3 068 6734).

Zusammenfassung

Seit Ende der sechziger Jahre wird Azathioprin in der Therapie der Multiplen Sklerose eingesetzt. Mehrere, wenn auch ältere Studien sowie eine Metaanalyse konnten die schubverzögernde Wirkung belegen. Azathioprin bleibt vorerst das einzige Medikament für die Behandlung der schubförmigen MS, das in einer oralen Darreichungsform zur Verfügung steht. Aufgrund seiner guten Verträglichkeit und seiner einfachen Anwendbarkeit wird es daher neben den immunmodulatorischen Substanzen zunächst seinen Stellenwert in der MS-Therapie behalten. Vergleichsstudien zur Effektivität im Vergleich zu anderen Substanzen wären wichtig, um die Effektivität besser abschätzen zu können. Eine Zukunft könnte Azathioprin ferner in der Kombination mit MS-Therapeutika haben, die einen anderen Wirkmechanismus besitzen.

Literatur

[1] Aimard G, Girard PF, Raveau J. Sclerose en plaques et processus d'autoimmmunization. Traitement per les antimitotiques. Lyon Med 1966; 215: 345–352

[2] Amato MP, Pracucci G, Ponziani G, et al. Long-term safety of azathioprine therapy in muliple sclerosis. Neurology 1993; 43: 831–833

[3] British and Dutch Multiple Sclerosis Azathioprine Trial Group. Double-masked trial of azathioprine in multiple sclerosis. Lancet 1988 II: 179–183

[4] Carvazzuti M, Merelli E, Tassone G, et al. Lesion load quantification in serial MR of relapsing multiple sclerosis patients in azathioprine treatment. Eur Neurol 1997; 38: 284–290

[5] Confavreux C, Saddier P, Grimaud J, et al. Risk of cancer from azathioprine therapy in multiple sclerosis: a case-control study. Neurology 1996; 46: 1607–1612

[6] Ellison GW, Myers LW, Mickey R, et al. A placebo-controlled, randomised, double-masked, variable dosage, clinical trial of azathioprine with and without azathioprine in multiple sclerosis. Neurology 1989; 39: 1018–1026

[7] Ghezzi A, DiFalco M, Locatelli C, et al. Clinical controlled randomized trial of azathioprine in multiple sclerosis. In. Gonsette RE, Delmotte P (Hrsg.). Recent advances in multiple sclerosis therapy. Amsterdam, Elsevier, 1989

[8] Goodkin DE, Bailly RC, Teetzen ML, et al. The efficacy of azathioprine in relapsing-remitting mutliple sclerosis. Neurology 1991; 41: 20–25

[9] Kinlen LJ. Incidence of cancer in rheumatoid arthritis and other disorders after immunosuppressive treatment. Am J Med 1985; 78: 44–49

[10] Mertin J, Rudge P, Kremer M, et al. Double-blind controlled trial of immunosuppression in the treatment of multiple sclerosis: final report. Lancet 1982 II: 351–354

[11] Massacesi L, Parigi A, Barilaro A, et al. Efficacy of azathioprine in RR MS: MRI evaluation of brain lesions. Rev Neurol 2000; Sup3, 122 (P159)

[12] Milanese C, LaMantia L, Sakmaggi A, et al. Double blind controlled randomised study on azathioprine efficacy in multiple sclerosis. Ital J Neurol Sci 1988; 8: 53–57

[13] Milanese C, LaMantia L, Salmaggi A, et al. A double blind study on azathioprine efficacy in multiple sclerosis: final report. J Neurol 1993; 240: 295–298

[14] Palace J, Rothwell P. New treatments and azathioprine in multiple sclerosis. Lancet 1997; 350: 261

[15] Patzold U, Hecker H, Pocklington P. Azathioprine in treatment of multiple sclerosis: final results of a 41/2 year controlled study of its effectiveness covering 115 patients. J Neurol Sci 1982; 54: 377–394

[16] Penn I. Cancers complicating organ transplantation. N Engl J Med 1990; 323: 1767–1769

[17] Rosen JA. Prolonged azathioprine treatment of non-remitting multiple sclerosis. J Neurol Neurosurg Psychiatry 1979; 42: 338–344
[18] Salmaggi A, Corsini E, LaMantia L, et al. Immunological monitoring of azathioprine treatment in multiple sclerosis patients. J Neurol 1997; 244: 167–174
[19] Swinburn WR, Liversedge LA. Long-term treatment of multiple sclerosis with azathioprine. J Neurol Neurosurg Psychiatry 1973; 36: 124–126
[20] Williamson RA, Karp LE. Azathioprine teratogenicity: review of the literature and case report. Obstet Gynecol 1981; 58: 247–250
[21] Yudkin PL, Ellison GW, Ghezzi A, et al. Overview of azathioprine treatment in multiple sclerosis. Lancet 1991; 338: 1051–1055
[22] Zeeberg IE, Heltberg A, Fog T. Follow-up evaluation after at least two years of treatment with azathioprine in a double-blind trial. Eur Neurol 1985; 24: 435–436

3.4 Interferon-β-Präparate

V. Limmroth und O. Kastrup

Ende der fünfziger Jahre beobachteten Immunologen erstmals, dass Zellen nach der Infektion durch Viren in der Lage waren, spezifische Signalstoffe zu synthetisieren, die mit den Viren „interferierten" und eine Reduktion der viralen Replikation bewirkten. Diese relativ kleinen Proteine erhielten damals aufgrund ihrer Eigenschaften den Namen „Interferone". Inzwischen sind über 20 Proteine dieser Art bekannt, die nach spezifischen Stimuli gebildet werden und bereits in kleinsten Konzentrationen umfangreiche Kaskaden mit unterschiedlichsten Funktionen induzieren können. Da es sich um eine sehr heterogene Gruppe von Proteinen handelt, ist der Begriff „Interferone" (IFN) zur Einteilung unpräzise und überholt. Im Hinblick auf die genetische Lokalisation werden beim Menschen Interferone vom Typ 1 (alpha, beta und omega, jeweils kurzer Arm Chromosom 9) und ein IFN vom Typ 2 (gamma, Chromosom 12) unterschieden, wobei nur Interferon beta (IFN-β) für die Behandlung der MS von Bedeutung ist.

Unter der Vorstellung, dass die MS möglicherweise eine viral bedingte Erkrankung sei, waren bereits in den siebziger Jahren erste Therapiestudien mit Interferon-α und -β zur Behandlung der MS durchgeführt worden. Für diese ersten IFN-Studien standen jedoch nur kleine Mengen des „natürlichen" IFN zur Verfügung, so dass die Fallzahlen in den ersten Studien klein blieben und bei der geringen Patientenzahl nicht überzeugten. Als möglicher Grund der mangelnden Wirkung wurde zunächst vermutet, dass Interferone die Blut-Hirn-Schranke nur unzureichend überwinden könnten, so dass weitere Studien mit intrathekal applizierten IFN-β durchgeführt wurden. Hierbei konnte zum ersten Mal im Vergleich zu Plazebo eine deutlich reduzierte Schubfrequenz belegt werden [9]. Die Entwicklung rekombinanter Interferone Mitte der achtziger Jahre ermöglichte dann die Herstellung größerer Mengen hochgereinigter Interferone, so dass die intrathekale Applikation wieder verlassen und unterschiedliche Dosierungen in anderen Applikationswegen untersucht werden konnten. Es zeigte sich bald, dass in ausreichenden Dosierungen auch subkutane und intramuskuläre Anwendungen wirksam waren. Intravenöse Formen erwiesen sich aufgrund der schnelleren Verstoffwechselung als ungeeignet. Nachdem im Liquor ein verminderter Gehalt von IFN-γ beobachtet wurde, untersuchten klinische Studien ferner die Wirkung von IFN-γ auf den Verlauf der MS. Entgegen den Vermutungen führte dies jedoch zu einer deutlichen Zunahme der Symptomatik und Häufung der Schubrate, so dass heute vermutet werden muss, dass IFN-γ wahrscheinlich eine entzündungsfördernde Rolle in der Pathophysiologie der MS spielt. IFN-α erwies sich in der Behandlung der MS im Gegensatz zu anderen Indikationen als weniger wirksam [1].

Derzeit sind drei IFN-β-Präparate für die Behandlung der schubförmigen Verlaufsform zugelassen: Interferon beta-1b (Betaferon®/Schering), und zwei Interferon-beta-1a-Präparate (Avonex®/Biogen und Rebif®/Serono). Die Unterscheidung in IFN-β-1a und -1b kommt durch die unterschiedliche Art der Herstellung zustande. Während IFN-β-1b aus Bakterien (E. coli) gewonnen wird, wird IFN-β-1a in Säugetierzellen produziert und entspricht damit sehr genau dem natürlichen, auch beim Menschen vorkommenden IFN-β.

Ursprünglich wurden die grundlegenden Forschungsarbeiten zur Entwicklung des rekombinanten IFN-β von mehreren Gruppen in verschiedenen Ländern parallel vorangetrieben. Interessanterweise wurde das nun durch die deutsche Firma Schering vertriebene Interferon beta-1b in den USA entwickelt, während die beiden natürlichen Interferone beta-1a, die von Biogen (USA) bzw. Serono (Schweiz) vertrieben werden, im Wesentlichen auf deutschen Forschungsarbeiten beruhen.

Pharmakologie

Die Interferone zeichnen sich durch verschiedene Eigenschaften aus: antiviral (besonders β-Interferone, gegen alle humanpathogenen Viren), immunmodelatorisch (vermutete Wirkweise bei der MS, s.u.) und antiproliferativ (teilungshemmend auf schnell teilende Zellen, insbesondere Tumorzellen). Interferone werden durch die Azidität des Magen-Darm-Trakts zerstört, so dass keines der bisherigen IFN-Präparate oral verabreicht werden kann. Um den schnellen systemischen Abbau zu verhindern, werden Interferone daher entweder subkutan oder intramuskulär appliziert. Dosierungen und Applikationsmodi der einzelnen Präparate können jedoch nicht direkt miteinander verglichen werden, da die spezifische Aktivität der IFN-β-Präparate durch die unterschiedliche Herstellungsweise stark variiert. Erschwert wird die Vergleichbarkeit ferner dadurch, dass die Verfahren zur Bestimmung von spezifischen Aktivitäten nicht standardisiert sind und es weiterhin zwei unterschiedliche internationale Standards zur Berechnung der Einheiten für natürliche Interferone einerseits und rekombinierter Interferone andererseits gibt. Ferner neigt IFN-β-1b in stärkerem Maße zur Bildung von inaktiven Aggregaten. Im Wesentlichen kann aber gelten, dass die spezifische Aktivität der IFN-β-1a-Präparate in biologischen Zellassays etwa 10fach höher ist als die von IFN-β-1b. Das erklärt die Tatsache, dass klinisch bei IFN-β-1b wesentlich höhere Dosierungen (in µg) verwendet werden müssen (s. Tab. 1). Mit einer klinischen Wirkung kann frühestens 2–3 Monate nach Therapiebeginn gerechnet werden.

Wirkmechanismus

Der genaue Wirkmechanismus in der Behandlung der MS ist nach wie vor unklar. Interferone werden nicht permanent vom Körper gebildet, sondern erst aufgrund eines äußeren Reizes. Sie binden zunächst an spezifische Zellrezeptoren und lösen als Signalstoffe bereits in geringsten Konzentrationen vielfältige Effekte aus. Der Wirkmechanismus in der prophylaktischen Behandlung der schubförmigen Verlaufsform liegt wahrscheinlich auf mehreren Ebenen (Übersicht bei [12,18]). Experimentelle Studien deuten darauf hin, dass IFN-β zum einen die Expression von MHC-II-Molekülen auf Makrophagen reduzieren, aber auch die Expression von Adhäsionsmolekülen auf T-Lymphozyten herunterregulieren (zu pathophysiologischen Mechanismen s. auch Kapitel 1.1). IFN-β kann ferner die Synthese proinflammatorischer Zytokine, insbesondere TNF-α aber auch IFN-γ beeinflussen. Es gibt außerdem Hinweise, dass auch anti-inflammatorische Zytokine (insbesondere IL-4 und IL-10) vermehrt durch IFN-β sezerniert werden [16]. Welches der entscheidende Mechanismus ist, ist weiterhin Gegenstand intensiver Forschung.

Studien zur Wirksamkeit

Nach den erfolgreichen Vorstudien in den achtziger Jahren erfolgte Anfang und Mitte der neunziger Jahre zu jedem der inzwischen zugelassenen IFN-β-Präparate eine große zulassungsrelevante plazebokontrollierte Multizenterstudie zur Behandlung der schubförmigen Verlaufsform. Leider sind diese Studien nur bedingt vergleichbar, da Einschlusskriterien (und damit die Zusammensetzung der Patientengruppen) sowie die primären Zielparameter (Reduktion der Schubrate oder Progression der Behinderung) unterschiedlich waren. Zur besseren Übersicht sind die Interferone sowie die drei Zulassungsstudien in Tab. 1 aufgeführt.

Tab. 1 Übersicht über die drei Interferon-β-Präparate und die dazugehörigen zulassungsrelevanten Studien

	Interferon beta-1b (Betaferon®)	Interferon beta-1a (Avonex®)	Interferon beta-1a (Rebif®)
Art und Herstellung des IFN	unglykosiliert, Herstellung aus Bakterien	natürliches, glykosiliertes aus Säugetierzellen	natürliches, glykosiliertes aus Säugetierzellen
spezifische Aktivität	32 MIU/mg	> 300 MIU/mg	> 300 MIU/mg
Standard-Dosierung	8 MIU (250 µg) jeden 2. Tag	6 MIU (30 µg) 1 × Woche	6 MIU (22 µg) 3 × Woche
Injektionsart und Volumen	s. c., 1 ml	i. m., 1 ml	s. c., 0,5 ml
Lagerung	unbedingt gekühlt	Raumtemperatur	Raumtemperatur, kühle Lagerung empfohlen
Zulassungsrelevante Studien			
Referenz MS-Typ	The IFNB MS Study Group (1993) [3] schubförmig-remittierend	Jacobs et al. (1996) [10] schubförmig-remittierend	PRISMS (1998) [13] schubförmig-remittierend
Patienten (n)	372	301	560
Patienten, die 2 Jahre behandelt wurden (n)	338	172	533
Einschlusskriterien: EDSS Alter (Jahre) Studiendesign:	0– 5,5 18 – 50 – Plazebo – 1,6 MIU (50 µg) jeden 2. Tag – 8 MIU (250 µg) jeden 2. Tag s. c.	1– 3,5 18 – 55 – Plazebo – 6 MIU (30 µg) 1 × /Woche i. m.	0– 5,0 18 – 50 – Plazebo – 6 MIU (22 µg) – 12 MIU (44 µg) 3 × /Woche , s. c.
primäre Zielparameter	Schubrate	Progression der Behinderung	Schubrate

Fortsetzung siehe folgende Seite

Tab. 1 *(Fortsetzung)*

	Interferon beta-1b (Betaferon®)	Interferon beta-1a (Avonex®)	Interferon beta-1a (Rebif®)
Ergebnisse			
demographische Daten			
mittleres Alter (Jahre)	35,3 (IFN50), 35,2 (IFN250), 36,0 (P)	36,7 (IFN), 36,9 (P)	34,8 (IFN22), 35,6 (IFN44), 34,6 (P)
Geschlecht (weiblich)	68 % (50), 69 % (250), 71 % (P)	75 % (IFN), 72 % (P)	67 % (22), 66 % (44), 69 % (P)
EDSS (mean/ median)	2,9 (50), 3,0 (250), 2,8 (P)	2,4 (IFN), 2,3 (P)	2,5 (22), 2,5 (44), 2,5 (P)
Schubrate	Plazebo: 1,27/Jahr 50 µg: 1,17/Jahr 250 µg: 0,84/Jahr ($p = 0,0001$)	Plazebo: 0,90/Jahr 30 µg: 0,61/Jahr ($p = 0,002$)	Plazebo: 2,56/Jahr 22 µg: 1,82 44 µg: 1,73/Jahr ($p < 0,0001$)
Reduktion der Schubrate gegen Plazebo	50 µg: 8 % 250 µg: 34 %	30 µg: 32 %	22 µg: 29 % 44 µg: 32 %
Schubschwere	signifikant vermindert	keine Angaben	signifikant vermindert
verzögerte Zunahme der Behinderung	nicht signifikant	signifikant 37 %	signifikant 31 %
MRI-Gesamtläsionsmenge	signifikant vermindert	signifikant vermindert	signifikant vermindert
MRI-Aktivität	deutlich und signifikant vermindert	deutlich und signifikant vermindert	deutlich und signifikant vermindert
wesentliche Nebenwirkungen			
– Depressionen	Ca. 16 %	Ca. 9 %	k.A.
– Hautnekrosen	mind. 5 %	keine	keine
Bildung neutralisierender AK nach zwei Jahren	40 % (1,6 MIU) 38 % (8 MIU)	8 % (neutralisierende AK, 15 % gesamt)	23,8 % (22 µg) 12,5 % (44 µg)

Insgesamt kann festgestellt werden, dass an der Wirksamkeit von IFN-β in der Behandlung der schubförmigen Verlaufsform kein Zweifel mehr besteht. In allen drei Studien konnte die Schubrate im Vergleich zu Plazebo um ca. $^1/_3$ oder 30 % reduziert werden. Für die IFN-β-1 a-Präparate konnte ferner eine signifikante Verzögerung der Krankheitsprogression nachgewiesen werden [10,13,15]. Ob sich die einzelnen

3.4 Interferon-β-Präparate

IFN-β-Präparate in ihrer Wirksamkeit unterscheiden, kann aufgrund fehlender Studien bisher nicht eindeutig beurteilt werden. IFN-β-1b- und -1a-Präparate wurden bisher nur in einer einzigen Studie direkt miteinander verglichen (präsentiert auf ECTRIMS 9/2000 [17]). Ziel war es zu untersuchen, ob die konventionelle Interferon-beta-1b-Dosierung (Betaferon® 8 MIU jeden zweiten Tag s.c; 160 Patienten) einer niedrigen Dosis von Interferon-beta-1a (Rebif®, 1 × 22 µg pro Woche s.c; 143 Patienten) überlegen ist. Nach einer zweijährigen Evaluierungszeit zeigten beide Gruppen identische Schubraten sowie identische Zeiten bis zum Erreichen des nächsten Schubes [17].

Bisher liegen auch nur wenige Daten hinsichtlich der Langzeitwirkung von IFN-β vor. Die Patienten der ersten Betaferon-Studie waren weitere 3 Jahre nachbetreut worden. Allerdings hatte sich die Zahl der Teilnehmer in den einzelnen Therapiearmen zuletzt um fast $^2/_3$ reduziert, so dass auch diese Werte vorsichtig interpretiert werden müssen. Zwar zeigte sich hier, dass in Jahr 3, 4 und 5 jeweils noch ein Unterschied zwischen der Plazebogruppe und den Therapiearmen hinsichtlich der Schubrate zugunsten der IFN-β-Therapie bestand, doch erreichte dieser Unterschied ab Jahr 3 keine statistische Signifikanz mehr [4]. Möglicherweise war dies jedoch auch ein Effekt durch den allgemeinen Rückgang der Schubrate über einen Zeitraum von 5 Jahren. Signifikant waren jedoch die kernspintomographischen Untersuchungen zur Läsionslast. Während die IFN-β-1b-Gruppe konstante Befunde aufweisen konnte, war in der Plazebogruppe eine signifikante Zunahme der Läsionslast zu beobachten.

Kürzlich wurden ferner die 4-Jahres-Ergebnisse der PRISMS-Studie [13] vorgestellt (M. Freedman, American Academy of Neurology Meeting, AAN 5/2000). Die Anzahl der Therapieabbrecher war hier wesentlich geringer: 80% (445 von 560) aller in die Studie aufgenommenen Patienten wurde über einen Zeitraum von 4 Jahren behandelt. Die Reduktion der Schubrate war hier auch über den gesamten Zeitraum von 4 Jahren signifikant gegenüber der Plazebogruppe reduziert. Dabei zeigte die höhere Dosis (3 × 44 µg pro Woche) eine höhere Effektivität als die niedrigere (3 × 22 µg; nicht signifikant in den primären und sekundären Endpunkten).

In der kürzlich präsentierten CHAMPS-Studie (Controlled High Risk Subject Avonex Multiple Sclerosis Prevention Study) wurden Patienten mit einer erstmalig aufgetretenen Monosymptomatik direkt auf Interferon beta-1a eingestellt. Primäres Zielkriterium war der Zeitraum bis zur Diagnose einer gesicherten MS. In einer Zwischenanalyse wurde festgestellt, dass über den gesamten Beobachtungszeitraum das Risiko, eine klinisch manifeste MS zu entwickeln, um 44% reduziert wurde und dass der Zeitraum bis zur Diagnose einer gesicherten MS in der IFN-β-Gruppe so signifikant verlängert war, dass die Studie aus ethischen Gründen abgebrochen wurde [8]. Auch in der jüngst vorgestellten ETOMS-Studie (Early Treatment of Multiple Sclerosis with Rebif®; vorgestellt auf dem Meeting der European Neurological Society, ENS 6/2000) wurde untersucht, ob unter Interferon-β-1a-Therapie (Rebif®) eine Verzögerung des Erkrankungseintritts (Konversion von klinisch möglicher MS zu klinisch gesicherter MS) zu erreichen ist. Nach zwei Jahren zeigte sich eine Reduktion der Konversionsrate in der IFN-Gruppe von 24%. Beide Studien scheinen damit den Vorteil eines frühzeitigen Therapiebeginns zu belegen (s. auch Kapitel 3.2).

Wirksamkeit bei der sekundär chronisch-progredienten Verlaufsform

Während die Wirkung von IFN-β in der Behandlung der schubförmigen MS gut belegt ist, sind die Studienergebnisse zur Behandlung der sekundär chronisch progredienten Verlaufsform widersprüchlich (s. auch Kapitel 3.9). Zwar konnte für Inteferon beta-1b in der europäischen Studie [2] ein geringer, aber signifikanter Effekt für die Reduktion der Krankheitsprogression gefunden werden, doch konnte dieser Effekt in der nordamerikanischen Interferon-beta-1b-Studie nicht bestätigt werden (Daten wurden bisher nur mündlich vorgestellt, D. Goodkin, AAN 5/2000). Ein genauer Vergleich der beiden Studien zeigte jedoch, dass in der europäischen Interferon-beta-1b-Studie ein wesentlich höherer Anteil von Patienten eingeschlossen worden war, die neben dem sekundär chronischen Verlauf auch noch relativ viele Schübe hatten (H. McFarland, AAN 5/2000). Dies war in der nordamerikanischen Studie nicht der Fall. Es steht daher zu vermuten, dass in der europäischen Studie ein positives Ergebnis hinsichtlich der Krankheitsprogression bei einer in Bezug auf die Schubrate aktiveren Patientengruppe erreicht worden war. Auch die SPECTRIMS-Studie zur Wirksamkeit von Interferon beta-1a (Rebif®) in der Behandlung der sekundär chronisch progredienten MS konnte nur für eine Subgruppe einen Trend zeigen, war jedoch bezogen auf das gesamte Kollektiv negativ (Details s. Kapitel 3.9). Die Ergebnisse zu Interferon beta-1a (Avonex®) in der Behandlung der sekundär chronisch progredienten Form liegen noch nicht vor (Stand Herbst 2000).

Die Rolle neutralisierender Antikörper

Die Entwicklung neutralisierender Antikörper (NAK) gegen eine regelmäßig zugeführte Substanz wird bei verschieden Erkrankungen, insbesondere beim insulinpflichtigen Diabetes, beobachtet. Hier tragen die NAK typischerweise zu einer Reduktion der Insulinwirkung bei, die häufig eine Dosisanpassung erforderlich macht. Auch aus der Therapie mit Interferon-α ist die Entwicklung von NAK und die damit verbundene Reduktion der klinischen Wirkung gut bekannt. Die Ursachen der NAK-Entstehung sind nicht abschließend geklärt. Wichtige Komponenten der NAK-Bildung scheinen jedoch zum einen die Immunogenität der Substanz sowie Art und Frequenz der Applikation zu sein. Erschwerend kommt hinzu, dass nicht alle entstehenden Antikörper tatsächlich auch neutralisierende Effekte in biologischen Assays haben. Der erste Nachweis, dass NAK einen Wirkungsverlust des IFN-β-1b verursachen können, ergab sich in der Endauswertung der nordamerikanischen IFN-β-1b-Studie [5]. Die Analyse der Enddaten erbrachte hierbei nicht nur, dass sich der therapeutische Effekt von IFN-β-1b um 35% reduzierte, sondern auch, dass die Schubrate in der Gruppe der Patienten, die NAK entwickelten, der Schubrate in der Plazebogruppe entsprach. Auch die begleitenden MR-Untersuchungen zeigten bei diesen Patienten signifikant mehr neue Läsionen als bei Patienten ohne NAK. Die Schlussfolgerung, dass das Auftreten von NAK stets von einer Reduktion der klinischen Wirkung begleitet ist, wurde von anderen Autoren jedoch infrage gestellt, zumal bei einigen NAK-positiven Patienten eine Serumkonversion zu NAK-negativ beobachtet werden konnte [14]. Ferner zeigten weitere Subgruppenanalysen, dass der Wirkungsverlust von IFN-β möglicherweise titerabhängig ist. Welche Titer jedoch als hoch und ggf. als wirkungsreduzierend einzustufen sind, bleibt unklar. Die jüngste Analyse der 4-Jahres-PRISMS-Daten (mit immerhin 445 Patienten) zeigte jedoch erneut einen signifikanten Wirkungsverlust bei NAK-positiven Patienten (M. Freedman, AAN 5/2000).

Einigkeit besteht inzwischen jedoch hinsichtlich der Tatsache, dass Patienten unter IFN-β-1b-Therapie signifikant häufiger NAK entwickeln als Patienten unter der Therapie mit einem der beiden IFN-β-1a-Präparate. Bei Anwendung vergleichbarer Bestimmungsmethoden weisen 8–20% der Patienten unter Avonex®, 13–24% unter Rebif® und 31–47% unter Betaferon® NAK auf. Die Tatsache, dass unter IFN-β-1b-Therapie dabei die höchsten Prozentsätze von NAK-positiven Patienten zu finden sind, erklärt sich wahrscheinlich aus der humanfremderen Molekülstruktur (bedingt durch Synthese in E. coli, nicht-glycosiliert) und der häufigeren Applikationsfrequenz. Tierexperimentelle Untersuchungen zur NAK-Bildung unter IFN-α [11] zeigten eine signifikante Abhängigkeit der NAK-Entwicklung von mehreren Faktoren: Aggregatbildung durch unreine Interferone, Häufigkeit der Applikation sowie Art der Applikation. Während intravenös behandelte Mäuse keine NAK bildeten, zeigte sich eine steigende NAK-Bildung bei intramuskulärer, subkutaner und intraperitonealer Applikation.

Die Diagnose von NAK sollte jedoch nicht automatisch das sofortige Absetzen des IFN zur Folge haben. Vielmehr sollten hier der bisherige klinische Verlauf sowie das gegenwärtige Zustandsbild bei der Entscheidung maßgeblich sein. Insgesamt zeigen die bisherigen Daten deutlich, dass weitere Studien zur Klärung der klinischen Effekte der NAK notwendig sind, da hier wahrscheinlich ungenutzte Therapiereserven liegen.

Nebenwirkungen

Die meisten Nebenwirkung der β-Interferone treten in unmittelbarem Zusammenhang mit der Injektion auf. Langzeitbeobachtungen liegen bisher bis zu einer Anwendungszeit von etwa 8 Jahren vor. Grundsätzlich sollte beachtet werden, dass es zu Beginn der IFN-β-Therapie zu einer leichten Zunahme der Gesamtsymptomatik kommen kann. Folgende Symptome sind am häufigsten zu beobachten:

- Grippeähnliche Symptome: Die meisten Patienten (ca. 60–80%) verspüren einige Stunden nach IFN-β-Applikation Fieber, Muskel-, Gelenk- und Kopfschmerzen. Diese Symptome sind bei den meisten Patienten im Verlauf der Behandlung (Wochen bis Monate) rückläufig und lassen sich durch prophylaktische Einnahme von Paracetamol (jeweils 1000 mg unmittelbar vor Injektion und 1000 mg ca. 3–4 h später) oder eines nicht-steroidalen Antirheumatikums (z. B. Ibuprofen 2 × 400–800 mg) gut behandeln. In schweren Fällen kann auch eine niedrige Dosis Prednison (10–20 mg) verabreicht werden.
- Die IFN-β-Behandlung kann in seltenen Fällen zu einer asymptomatischen Leukopenie und transientem Transaminasenanstieg führen, die in der Regel wieder rückläufig sind und selten zum Absetzen der Medikation zwingen, aber regelmäßige Kontrollen erfordern.
- Bei bis zu 5% der Patienten kommt es nach subkutaner Injektion von IFN-β-1b zu Nekrosen an der Injektionsstelle [6,7], die unter Umständen chirurgisch entfernt werden müssen. In diesen Fällen ist die Umstellung auf eine intramuskuläre Applikationsform IFN-β-1a hilfreich und beschleunigt den Abheilungsprozess.

- Unter IFN-β-Therapie wurden ferner die Stimmungsänderungen und Depressionen beobachtet. Alle IFN-β-Präparate sind daher bei schweren Depressionen und Suizidneigung kontraindiziert.

Zusammenfassung

IFN-β hat als Immunmodulator die Therapie der MS deutlich bereichert. Derzeit kristallisiert sich für seine klinische Bedeutung in der Behandlung der MS folgendes Bild heraus: IFN-β besitzt eine signifikante Wirkung auf die Schubrate und die dadurch verursachten Krankheitsprogression bei der schubförmigen Verlaufsform der MS (dies betrifft auch Patienten mit sekundär chronisch progredienter MS, die noch unter Schüben leiden). IFN-β scheint jedoch keinen oder nur minimalen Einfluß auf die Krankheitsprogression bei Patienten mit sekundär chronisch progredienter MS zu haben, wenn diese ohne Schübe verläuft (Details s. Kapitel 3.9). Mehrere Studien deuten inzwischen ferner daraufhin, dass der Beginn der Therapie möglichst frühzeitig erfolgen sollte. Dieses klinische Bild fügt sich gut in die neueren pathophysiologischen Vorstellungen zu axonalen Läsion als Endstrecke und morphologischem Korrelat bleibender Behinderungen. Danach können IFN-β und andere immunmodulatorische oder immunsuppressive Substanzen nur so lange einen therapeutischen Effekt haben, wie axonalen Läsionen noch nicht vollständig ausgeprägt sind (s. Kapitel 1.2).

Literatur

[1] Camenga DL, Johnson KP, Alter M, et al. Systemic recombinant alpha-1 interferon therapy in relapsing multiple sclerosis. Arch Neurol 1986; 43: 1239–1246

[2] European Study Group on Interferon beta-1b in Secondary Progressive MS. Placebo-controlled multicentre randomised trial of interferon β-1b in treatment of secondary progressive multiple sclerosis. Lancet 1998; 352: 1491–1497

[3] IFN β Multiple Sclerosis Study Group. Interferon beta-1b is effective in relapsing – remitting multiple sclerosis. I. clinical results Neurology 1993; 43: 655–661

[4] IFN β Multiple Sclerosis Study Group and the University of British Columbia MS/MRI Analysis Group. Interferon beta-1b in the treatment of multiple sclerosis. Neurology 1995; 45: 1277–1285

[5] IFN β Multiple Sclerosis Study Group. Neutralizing antibodies during treatment of multiple sclerosis with interferon beta-1 b. Neurology 1996; 47: 889–894

[6] Fruland JE, Sandermann S, Snow SN, et al. Skin necrosis with subsequent formation of squarmous cell carcinoma after subcutaneous interferon injection. J Am Acad Dermatol 1997; 37: 488–489

[7] Gaines R, Varricchio F. Interferon beta-1 b injection site reactions and necrosis. Multiple Sclerosis 1998; 4: 70–73

[8] Jacobs LD, Becker RW, Simon JH, et al. Intramuscular interferon beta-1 a therapy initiated during a first demyelinating event in multiple sclerosis. CHAMPS Study Group. N Engl J Med 2000; 343: 898–904

[9] Jacobs LD, Salazar AM, Herndon R, et al. Intrathecally administered natural human fibroblast interferon reduces exacerbations of multiple sclerosis. Arch Neurol 1987; 44: 589–595

[10] Jacobs LD, Cookfair DL, Rudick RA, et al. Intramuscular interferon beta-1 a for disease progression in relapsing multiple sclerosis. Ann Neurol 1996; 39: 285–294

[11] Palleroni AV, Aglione A, Labow M, et al. Interferon Immunogenicity: Preclinical evaluation of Interferon – alpha2 a. J Inter Cyto Res 1997; Sup 1: S23–27

[12] Polman CH, Herndon RM, Pozzilli C. Interferons. In: Rudick A, Goodkin DE (Hrsg): Multiple Sclerosis therapeutics. London: Dunitz, 1999; S. 243–276

[13] PRISMS (Prevention of Relapses an Disability by Interferonβ-1 a Subcutaneously in Multiple Sclerosis) Study Group. A Randomised double-blind placebo-controlled study of Interferonβ-1 a in relapsing/remitting multiple sclerosis. Lancet 1998; 352: 1498–1504

[14] Rice GP, Paszner B, Oger J, et al. The evolution of neutralizing antibodies in multiple sclerosis patients treated with interferon beta-1 b. Neurology 1999; 52: 1277–1279

[15] Rudick RA, Goddkin DE, Jacobs LD, et al. Impact of interferon beta-1 a on neurologic disability in relapsing multiple sclerosis. Neurology 1997; 49: 358–363.

[16] Rudick RA, Ransohoff RM, Lee JC, et al. In vivo effects of interferon beta-1 a on immunosuppressive cytokines in multiple sclerosis. Neurology 1998; 50: 1294–1300

[17] Koch-Hendriksen N, Sörensen PS and the Danish Multiple Sclerosis Group: The danish national project of interferon-beta treatment in relapsing – remitting multiple sclerosis: a randomised open label comparison of normal dose interferon-beta-1 b and low dose interferon beta-1 a. Rev Neurol 2000, Sup 3, 122

[18] Weinstock-Guttmann B, Ransohoff RM, Kinkel RP et al. The interferons: biological effects, mechanisms of action, and use in multiple sclerosis. Ann Neurol 1995; 37: 7–15

3.5 Glatirameracetat (Copolymer-1) = Copaxone

C. G. Haase

In den 50er und 60er Jahren wurde begonnen, die Bedeutung des Myelin-Basischen-Proteins (MBP) bei der Pathogenese der MS zu erforschen. Das Interesse an MBP lag darin begründet, dass es zusammen mit dem Proteolipid-Protein den größten Teil des menschlichen Myelins ausmacht und als immunisierendes Antigen im Tierexperiment der autoimmunen Enzephalomyelitis (EAE) eine der Multiplen Sklerose ähnliche Entzündung hervorrufen konnte [2,16]. Bereits 1967 synthetisierten daher M. Sela, R. Arnon und D. Teitelbaum am Weizman Institute, Israel, eine Substanz, die die Antwort des Immunsytems auf das aufwendig zu gewinnende MBP imitieren sollte. Die Mischung aus vier Polypeptiden, die die Arbeitsgruppe hierfür entwickelte, führte entgegen aller Erwartungen jedoch nicht zu einer Verstärkung der zu der erwarteten EAE, sondern zu einer signifikanten Reduktion der entzündlichen Reaktion in der Meerschweinchen-EAE. Bereits 1977 konnten nach weiteren tierexperimentellen und pathophysiologischen Untersuchungen erste erfolgreiche Einzelanwendungen auch bei Patienten mit MS gezeigt werden (1,4). Es dauerte jedoch noch 25 Jahre, bis die ersten Zulassungen für die Substanz, zunächst Copolymer-1 (COP-1), jetzt Glatirameracetat (GLT) genannt, erfolgten.

Pharmakologie

GLT ist ein Azetatsalz und eine Mischung aus synthetischen Polypeptiden der vier Aminosäuren L-Alanin, L-Glutaminsäure, L-Lysin und L-Thyroxin in den molaren Verhältnissen 4,2 : 1,4 : 3,4 : 1, entsprechend ihrem Verhältnis im MBP. Es hat ein Molekulargewicht zwischen 4700 und 13 000 Dalton [15]. Aufgrund seiner schlechten oralen Bioverfügbarkeit muss GLT derzeit täglich in einer Dosierung von 20 mg subkutan appliziert werden. Erste Studien mit einer oralen Darreichungsform sind jedoch auch in Europa bereits angelaufen.

Wirkmechanismus

Die immunmodulierende Wirkung von GLT wird auf die rasche und mit hoher Affinität stattfindende Bindung an Moleküle des Haupt-Histokompatibilitäts-Komplexes (MHC) der Klasse II auf den antigenpräsentierenden Zellen (B-Zellen, Makrophagen) im peripheren Gewebe/Blut zurückgeführt ([9], Übersicht bei [7]). Diese Bindung induziert die Bildung MBP-spezifischer T-Suppressorlymphozyten, welche mit dem natürlich vorkommenden Antigen, MBP, kreuzreagieren [16]. Gleichzeitig wird eine Anergie der CD4-positiven Lymphozyten induziert. Tierexperimentell konnten ebenfalls Hinweise für eine sogenannte „bystander"-Suppression der spezifischen Immunantwort durch GLT gefunden werden [3].

Nach Durchquerung der Blut-Hirn-Schranke (BHS) kommt es zu einer Reaktivierung und immunmodulierenden Wirkung der T-Suppressorzellen durch anti-inflammatorische Zytokine, die eine Verschiebung der T-Helfer-Zellpopulation von einer zytotoxischen Th1-Antwort zu den eher protektiven Th2/Th3-Zellen induzieren und damit zum Ende der zellulären Entzündungsreaktionen führen [8,14]. Wenngleich diese Th-Populationsverschiebung die Bildung von GLT-spezifischen Antikörpern unterstützt, konnte jedoch bei den bisher nachgewiesen Antikörpern von GLT-behandelten Patienten keine die Wirksamkeit mindernde neutralisierende Wirkung gefunden werden. Der nach 3–4 Monaten maximal erreichte AK-Titer fiel im Verlauf der Therapie wieder auf einen im Vergleich zum Ausgangswert leicht erhöhten Wert ab.

Weiter kann GLT bereits gebundene Antigene wie MBP, Proteolipidproteine (PLP), Myelin-Oligodendrozyten-Glykoprotein (MOG) oder andere Myelinproteine und deren Peptide aus ihren MHC-Bindungen verdrängen, wogegen GLT irreversibel gebunden bleibt. Die pathophysiologischen Konzepte der peripheren Prägung und nachfolgenden Einwanderung von T-Zellen in das ZNS werden auch durch die vorliegenden MRT-Daten gestützt, die erst nach einer Latenz von 2–6 Monaten eine Reduktion der Bildung neuer aktiver MS-Läsionen zeigten [10].

Studien zur Wirksamkeit

Aufgrund der positiven experimentellen Daten und ermutigenden ersten klinischen Ergebnissen bei offensichtlich guten Verträglichkeit, die Abramsky 1977 [1] an einer kleinen Zahl von Patienten mit fortgeschrittener MS belegen konnte, behandelten Bornstein et al. [5] in einer offenen Studie 16 Patienten mit schubförmig remittierender oder chronisch progredienter MS in unterschiedlichen Dosierungen und Darreichungsformen über einen Zeitraum von bis zu 6 Monaten. Bei fünf Patienten konnte eine reduzierte Schubrate bzw. eine Verbesserung des neurologischen Befundes nachgewiesen werden, ohne dass schwerwiegende Nebenwirkungen auftraten. In einer weiteren plazebokontrollierten, doppelblinden Pilotstudie wurden 48 Patienten mit schubförmig remittierender MS, einer jährlichen Schubrate von 1,9 und einem mittleren Behinderungsscore (EDSS) von 3 eingeschlossen. Es zeigte sich während des Untersuchungszeitraumes von 2 Jahren eine hochsignifikante Verbesserung in der Gruppe der mit GLT behandelten Patienten: 56 % der Patienten in der GLT-Gruppe und 26 % der Plazebogruppe erlitten keinen weiteren Schub. Die Wirkung von GLT war am ausgeprägtesten bei Patienten, die bei Aufnahme in die Studie einen niedrigen EDS-Score aufwiesen.

In einer weiteren plazebokontrollierten Doppelblindstudie an 106 Patienten mit chronisch progredienter MS ließ sich jedoch keine statistisch signifikante Verbesserung unter GLT-Behandlung nachweisen. Daraufhin wurde eine multizentrische Phase-III-Studie durchgeführt, in die 251 Patienten mit schubförmig remittierender MS eingeschlossen wurden [11]. Die Patienten erhielten über 2 Jahre mit Ausdehnung um bis zu 11 Monate 20 mg GLT täglich subkutan. Der primäre Endpunkt war ein Unterschied in der MS-Schubrate. Die Schubrate betrug bei Abschluss der Studie 1,19 für die mit GLT und 1,68 für die mit Plazebo behandelten Patienten. Dies entsprach einer Reduktion der Schubrate um 29 % bei GLT. Die Zeit bis zur Verschlechterung um > 1,5 Punkte auf der EDSS wurde durch GLT signifikant verlängert. Ein ähnliches Ergebnis wurde auch bei einer über 24 Monate hinausgehenden Behandlung erreicht [12]. Inzwischen liegen erste Ergebnisse kernspintomographischer Untersuchungen vor: Mancardi et al. [13] untersuchten gadoliniumanreichernde Läsionen in der kranialen Kernspintomographie bei zehn Patienten vor und während einer 12-monatigen Behandlung mit GLT. Die Häufigkeit neu auftretender Läsionen war in der Gruppe der mit GLT behandelten Patienten um mehr als die Hälfte reduziert. Ebenso reduzierte GLT die fortschreitende Hirnvolumenminderung [10].

Nebenwirkungen

Seit der Markteinführung in den USA und Israel sind inzwischen über 20.000 Patienten und Probanden mit Glatirameracetat (Copaxone™) behandelt worden. Häufige unerwünschte Arzneimittelwirkung beim Menschen sind lokale, vorübergehende Hautreaktionen an der Injektionsstelle mit Schmerzen (73 %), Rötung (66 %), Entzündung (49 %), Juckreiz (40 %) und Verhärtung (13 %). Bis Ende 2/99 ist es bisher zu keiner anaphylaktischen Reaktion gekommen. In 0,04 % der Fälle kam es zu einer sofortigen Postinjektionsreaktion mit Hautrötung, Dyspnoe, Palpitationen und Angst. Diese Symptome sistierten spontan innerhalb von 15 Minuten bis zu einer Stunde, können mehrfach auftreten, jedoch in der Regel ohne EKG-Veränderungen. Epileptische Anfälle wurden in 0,22 % der MS-Patienten unter GLT-Therapie berichtet. Eine gleichzeitige Schubbehandlung mit Glykokortikoiden wurde von GLT-Behandelten gut toleriert. Unter GLT-Therapie kam es bisher zu keinen Änderungen relevanter Routine-Laborparameter.

Zusammenfassung

GLT ist seit 11/1996 in Israel, seit 12/1996 in den USA/Kanada und seit 2000 in Großbritannien zur Therapie der schubförmigen Verlaufsform der MS zugelassen und kann bis zu einem EDSS-Score von ca. 5 angewendet werden. Die Wirksamkeit bei chronisch-progredienter MS wurde bisher nicht ausreichend untersucht. GLT wird derzeit in einer Dosis von 20 mg täglich subkutan injiziert und behält seine Wirkung bei kontinuierlicher Gabe, ohne neutralisierende Antikörper zu entwickeln. Es dürfen Patienten ab 18 Jahre behandelt werden. Erfahrungen liegen für einen Behandlungszeitraum von > 6 Jahren vor. Eine Anwendung in der Schwangerschaft, Stillzeit und bei bekannter Allergie gegen Mannitol und Glatiramerazetat wird nicht empfohlen. Es kann seit der Einführung in Israel in Deutschland auf Einzelverordnung nach § 73, Absatz 3 AMG bezogen werden. Neben den Interferon-β-Präparaten könnte die GLT-Therapie durch ihren differenten Wirkmechanismus bei sehr guter Verträglichkeit eine Alternative für die Immunprophylaxe der Multiplen Sklerose sein. Im Vergleich zu IFN-β stehen größer angelegte Studien insbesondere auch für chronische Verlaufsformen zur Zeit jedoch noch aus. Die Zulassung für GLT in Deutschland wird für Frühjahr 2001 erwartet.

Literatur

[1] Abramsky O, Teitelbaum D, Arnon R. Effect of a synthetic polypeptide (Copolymer-1) on patients with multiple sclerosis and with acute disseminated encephalomyelitis. J Neurol Sci 1977; 31: 433–438

[2] Aharoni R, Teitelbaum D, Arnon R. T suppressor hybridomas and interleukin-2-dependant lines induced by copolymer 1 or by spinal cord homoge-

nate down-regulate experimental allergic encephalomyelitis. Eur J Immunol 1993; 23: 17 – 25
3 Aharoni R, Teitelbaum D, Sela M, Arnon R. Bystander suppression of experimental allergic encephalomyelitis by T cell lines and clones of the Th 2 type induced by Copolymer 1. J Neuroimmunology 1998; 91: 135 – 146
4 Bornstein MB, Miller A, Slagle S, et al. A pilot trial of copolymer 1 in exacerbating-remitting multiple sclerosis. N Engl J Med 1987; 317: 408 – 414
5 Bornstein MB, Miller A, Slagle S, et al. A placebo-controlled, double-blind randomized, two-center, pilot trial of Copolymer-1 in chronic progressive multiple sclerosis. Neurology 1991; 41: 533 – 539
6 Bornstein MB, Miller AI, Teitelbaum D, et al. Multiple sclerosis: trial of a synthetic polypeptide. Ann Neurol 1982; 11: 317 – 319
7 Dang T, Goebels N, Walther EU, Hohlfeld R. Copolymer-1 (Glatirameracetat) zur Therapie der schubförmigen Multiplen Sklerose. Akt Neurologie 1998; 25: 159 – 164
8 Duda PW, Schmied MC, Cook SL, et al. Glatiramer acetate (Copaxone) induces degenerate, Th 2-polarized immune responses in patients with MS. J Clin Invest 2000; 105: 967 – 976
9 Fridkis-Hareli M, Teitelbaum D, Gurevitch E, et al. Direct binding of myelin basic protein and synthetic copolymer 1 to class II major histocompatibility complex molecules on living antigen presenting cells – specificity and promiscuity. Proc Natl Acad Sci USA 1994; 91: 4872 – 4876
10 Ge Y, Grossmann RI, Udupa J, et al. Glatiramer acetate (Copaxone) treatment in relapsing-remitting MS: quantitative MR assesment. Neurology 2000; 54: 813 – 817
11 Johnson KP, Brooks BR, Cohen JA, et al. Copolymer-1 reduces relapse rate and improves disability in relapsing-remitting multiple sclerosis: results of a phase III multicenter, doubleblind, placebo-controlled trial. Neurology 1995; 45: 1268 – 1276
12 Johnson KP, Brooks, BR, Cohen JA, et al. Extended use of glatiramer acetate (Copaxone) is well tolerated and maintains its clinical effect on multiple sclerosis relapse rate and degree of disability. Neurology 1998; 50: 701 – 708
13 Mancardi GL, Sardanelli F, Parodi RC, et al. Effect of copolymer-1 on serial gadolinium-enhanced MRI in relapsing remitting multiple sclerosis. Neurology 1998; 50: 1127 – 1133
14 Miller A, Shapiro S, Gershtein R, et al. Treatment of multiple sclerosis with Copolymer-1 (Copaxone) implicating mechanisms of Th 1 to Th 2/th 3 immune deviation. J Neuroimmunology 1998; 92: 113 – 121
15 Teitelbaum D, Meshorer A, Hirshfeld T, et al. Suppression of experimental allergic encephalomyelitis by a synthetic polypeptide. Eur J Immunol 1971; 1: 242 – 248
16 Teitelbaum D, Webb C, Bree M, et al. Suppression of experimental allergic encephalomyelitis in rhesus monkeys by a synthetic basic copolymer. Clin Immunol Immunopathol 1974; 3: 256 – 262

3.6 Intravenöse Immunglobuline

C. G. Haase und V. Limmroth

Während die Therapie mit intravenösen Immunglobulinen (ivIg) zur Behandlung verschiedener neuro-immunologischer, demyelinisierender Erkrankungen wie der Polyradikuloneuritis (Guillain-Barré-Syndrom, chronisch inflammatorische demyelinisierende Polyneuropathie-CIDP), der Myasthenia gravis, Lambert-Eaton-Syndrom, Stiff-Man-Syndrom, Dermato-/Polymyositis, etc. eingeführt ist [4,11], konnten sich ivIg in der Therapie der Multiplen Sklerose (MS) bisher nicht durchsetzen [6]. Wegen der geringen Standardisierbarkeit der aus dem Plasma eines Spenderpools extrahierten Immunglobuline, haben neben den potentiellen Infektionsgefahren und allergischen Reaktionen, vor allem die hohen Kosten der Präparate bei unzureichendem Nachweis von Wirkweise und Wirksamkeit einen generellen Einsatz bei der Therapie der MS bisher verhindert.

Pharmakologie

Die zur Behandlung von Autoimmunerkrankungen verwendeten Immunglobulin-Präparate werden aus großen Mengen Spenderserums gewonnen und enthalten im Wesentlichen aufgereinigtes IgG. Durch den Prozess der Gewinnung erklärt sich die schwierige Standardisierung, da jeder Spenderpool unterschiedlich zusammengesetzt ist. Immunglobuline können nicht oral verabreicht werden, sondern werden in der Behandlung von Immunerkrankungen intravenös appliziert. Die optimalen Dosierungen in der Behandlung der MS werden weiterhin diskutiert.

Wirkmechanismus

Die potentiellen entzündungshemmenden Effekte von Immunglobulinen sind in verschieden Tiermodellen nachgewiesen worden, in der Behandlung der MS jedoch noch unklar. Als mögliche zelluläre und humorale Effekte der IG werden die folgenden Mechanismen diskutiert (Übersichten bei [4,6,11,13]):

- Durch Bindung von Komplement kann die Bildung von C3b2-IgG und Aktivierung des C5b-9 (MAC-membrane attack complex) verhindert werden.
- Blockade des T-Zell-Rezeptors und anderer Rezeptoren auf T-Zellen oder antigenpräsentierender Zellen durch lösliche Biomoleküle wie CD4- und HLA-Moleküle in den ivIg-Präparaten verhindert die Aktivierung des trimolekularen Komplexes der zellulären Immunantwort und hemmen die direkte Aktivierung durch bakterielle Superantigene.
- In der Präparation enthaltene Zytokine sowie neutralisierende Antikörper gegen Zytokine wie Interleukin 1-α, IL-6, Interferone der Klasse I und II (α, β und γ), TGF-β (transforming growth factor) können T-Zellen z.T. hemmen oder aber stimulieren.
- Anti-idiotypische Antikörper können direkt die B-Zellantwort durch Blockierung intrazellulärer Signalwege hemmen sowie durch Blockade von CD5 auf B-Zellen und Hemmung der Produktion von IL-6, das die Sekretion von IgG durch Plasmazellen stimuliert, die Antikörperbildung hemmen.
- Entzündungshemmung kann durch Blockierung von Fc-Rezeptoren der Phagozyten, damit Verhinderung der Komplementablagerung und antikörpervermittelten Zytotoxizität, stattfinden. Neuere Forschungsergebnisse deuten den positiven Effekt der ivIg neben den in den Präparaten vorhandenen neurotrophen Substanzen in der Bindung und Absättigung des IgG-FcRn-Rezeptors. Es kommt hierbei zur Erhöhung der Rate des IgG-Katabolismus über den FcRn (IgG-Rezeptor auf Haut, Muskel, Epithelien) durch Erhöhung der generellen Plasma-IgG-Konzentration. Molekulargenetisch modellierte spezifische Antikörper könnten hierin die therapeutisch-effektive Funktion der ivIg-Präparate übernehmen [13].
- In der Präparation enthaltene neurotrophe Substanzen und Wachstumsfaktoren scheinen zudem zur Remyelinisierung beizutragen, indem Antimyelin-Antikörper neutralisiert werden und zudem Oligodendrozyten-Vorläuferzellen oder reife Oligodendrozyten zur Reifung bzw. Teilung stimuliert werden. Dies ist auch als wichtiger Mechanismus bei der Behandlung von MS-Patienten diskutiert worden [9] und gab Anlass zu einer ersten offenen Studie [12] an Patienten mit Optikusneuritis (s.u.).

Studien zur Wirksamkeit

Bereits Anfang der 80er Jahre hatte eine kleinere deutsche Studie auf einen möglichen Effekt von ivIg hingewiesen, eine weitere deutsche Studie mit weniger eindeutig definierten Einschlusskriterien jedoch keinen Effekt beobachten können. Zehn Jahre später behandelte van Engelen [12] in einer kleinen offenen Studie fünf MS-Patienten mit Optikusneuritis zunächst mit 2 g ivIg/kg KG und dann alle 2 Wochen mit einer Dosis von 0,4 g/kg KG für weitere 3 Monate. Bei vier dieser Patienten besserte sich der Visus. Eine Kontrollgruppe fehlte, so dass auch diese Studie insgesamt nur eingeschränkt aussagekräftig ist. Der hier gefundene positive Effekt konnte jedoch insofern weiter differenziert werden, als vergleichbar dem Modell der Theiler's-Maus-EAE bei MS-Patienten während der stabilen Phase ivIg eine Besserung der visuellen Funktionen erreichen konnten, während es bei der akuten Erkrankung bzw. im Schub sogar zu einer weiteren Verschlechterung der ivIg-behandelten Patienten kam [7].

In einer weiteren kontrollierten Studie [1] an zehn MS-Patienten, die unter der schubförmigen Verlaufsform litten, wurde anfänglich mit einer Dosis von 2 g ivIg/ kg KG und dann mit 0,4 g ivIg/ kg KG alle 2 Monate über einen Zeitraum von 12 Monaten behandelt. Nach einem Jahr konnte in der Verumgruppe eine Reduktion der Schubrate von 3,7 auf 1 pro Jahr beobachtet werden, während die Schubrate in der Gruppe der unbehandelten Patienten unverändert blieb.

Eine erste größere kontrollierte Studie wurde 1997 veröffentlicht [5]. In dieser plazebokontrollierten Studie erhielten je 75 Patienten jeweils 0,2 g ivIg/kg KG monatlich oder Plazebo. Das primäre Zielkriterium war die Schubfreiheit, die unter der Therapie mit ivIg bei 53 % und unter Plazebo bei 36 % der Patienten erreicht wurde. Die Schubratenreduktion betrug 62,3 %. Diese Unterschiede waren statistisch signifikant. Allerdings wurde die Verblindung als kritisch gesehen, da die ivIg-Präparate u. a. bei der Zubereitung stark schäumen. Eine weitere kleine, plazebokontrollierte israelische Studie [2] verfolgte 40 Patienten über einen Behandlungszeitraum von 2 Jahren unter einer monatlichen Dosierung von 0,4 g ivIg/kg KG. Auch hier konnte die Schubrate in der Verumgruppe im Vergleich zur Plazebogruppe um 59,2 % reduziert werden. Die begleitenden MRT-Untersuchungen zeigten jedoch keine Unterschiede zwischen den Behandlungsgruppen. In einer neueren plazebokontrollierte Studie mit der relativ hohen Dosis von 2 g ivIg/ kg KG alle 4 Wochen über einen Zeitraum von 6 Monaten konnten die Autoren nach einem Monat eine Abnahme der Gadolinium aufnehmenden Herde nachweisen [10]. Die Zahl neuer bzw. die Gesamtzahl Gd-anreichernder Herde sank in der Verumgruppe signifikant um über 50%. Parallel dazu ging die Schubrate um 42% (nicht-signifikant) zurück. Insgesamt blieben 71% der mit ivIg-behandelten Patienten gegenüber 33% der Plazebogruppe im Behandlungszeitraum schubfrei (signifikant). Allerdings wurden in der Verumgruppe verstärkt Nebenwirkungen beobachtet, insbesondere Exantheme an Händen und Füßen sowie eine Lungenembolie. Empirisch wird von einigen Autoren auch die Möglichkeit einer postpartalen prophylaktischen ivIg-Behandlung bei Patientinnen diskutiert, die vor der Schwangerschaft eine hohe Schubrate hatten. Studien zu diesem Aspekt stehen jedoch noch aus. Die Behandlung von Patienten mit chronisch progredienten Verlaufsformen ist bisher kaum untersucht und zeigte in einer einzigen Studie [3] keine Effekte (s. auch Kapitel 3.9).

Ergänzend sei erwähnt, dass Studien mit ivIg zur Behandlung akuter Schübe keine signifikanten Ergebnisse erbringen konnten bzw. keinen Vorteil gegenüber einer Steroidtherapie erbrachten [7]. Auch die Kombination von Steroiden und ivIg war einer Monotherapie mit Steroiden nicht überlegen.

Nebenwirkungen

Grundsätzlich sind ivIg in niedrigen Dosierungen gut verträglich, so dass in den meisten Fällen lediglich Allgemeinsymptome wie Fieber, Kopfschmerzen, Myalgien etc. berichtet wurden. Immunglobuline können als Fremdeiweiß jedoch anaphylaktoide Reaktionen hervorrufen. Auch akutes, reversibles Nierenversagen, aseptische Meningitis, und thromboembolische zerebrale Infarkte sind als schwerere Nebenwirkungen beschrieben (Übersichten bei [4,11]). Ein weiteres Problem von ivIg stellt die mögliche Infektionsgefahr dar. Weltweit wurden bisher über 100 Fälle von Non-A-Non-B-Hepatitiden, jedoch keine HIV-Infektion nach Gabe von Immunglobulinen dokumentiert. Mit verbesserten Screeningmethoden sollte dieses Problem jedoch in Zukunft weiter rückläufig sein.

Zusammenfassung
Tierexperimentelle Daten und klinische Studien in der prophylaktischen Behandlung der schubförmigen MS zeigen vielversprechende Ergebnisse, auch wenn die ersten Studien nicht immer den heutigen Anforderungen hinsichtlich Studiendesign und Statistik entsprechen. Bei der noch geringen Datenlage, erfordert auch die Frage der optimalen Dosierung weitere Studien, da der therapeutische Erfolg offensichtlich

dosisabhängig ist, die potentiellen Nebenwirkungen in höheren Dosierungen aber nicht unerheblich sein können. Insofern bleiben weitere Therapiestudien abzuwarten, um zu klären, inwieweit mit vertretbaren Dosierungen signifikante Therapieerfolge zu erzielen sind. Die Therapie chronisch progredienter Verlaufsformen (s. auch Kapitel 3.9) kann zum jetzigen Zeitpunkt aufgrund fehlender Daten nicht empfohlen werden [6]. Insgesamt scheint sich mit den ivIg jedoch eine therapeutische Alternative zu den bisherigen Substanzen zu entwickeln und könnte in wenigen Jahren zum Standardrepertoire der MS-Behandlung gehören. In der Akutbehandlung von MS-Schüben können ivIG offensichtlich jedoch nicht eingesetzt werden.

Literatur

[1] Achiron A, Pras E, Gilad R, et al. Open controlled therapeutic trial of intravenous immune globuline in relapsing -remitting multiple sclerosis. Arch Neurol 1992; 49: 1233–1236

[2] Achiron A, Gabbay U, Gilad R, et al. Intravenous immunoglobulin treatment in multiple sclerosis – Effect on relapses. Neurology 1998; 50: 398–402

[3] Cook SD, Troiano R, Rohowski-Kochin C, et al. Intravenous gamma globulin in progressive MS. Acta Neurol Scand 1992, 86: 171–175

[4] Dalakas MC. Mechanisms of action of intravenous immunoglobulin and therapeutic considerations in the treatment of autoimmune neurologic diseases. Neurology 1998; 51: S2-S8

[5] Fazekas F, Deisenhammer F, Strasserfuchs S, et al. Randomised placebo-controlled trial of monthly intravenous immunglobulin therapy in relapsing – remitting multiple sclerosis. Lancet 1997; 349: 589–593

[6] Lisak RP. Intravenous immunoglobulins in multiple sclerosis. Neurology 1998; 51: S25-S29

[7] Nos C, Comabella M, Tintore M, et al. High dose intravenous immunoglobulin does not improve abnormalities in the blood brain barrier during acute relapses of multiple sclerosis. J Neurol Neurosurg Psychiatry 1996, 61: 418–419

[8] Noseworthy J, Rodriguez M, Petterson T, et al. Multiple sclerosis (MS) disease activity may determine whether immunoglobulin (IVIg) administration enhances or worsenes visual function in patients with sever, stable optic neuritis (ON). Neurology 2000; 55: 1135–1143

[9] Rodriguez M, Lennon VA. Immunglobulins promote remyelinisation in the central nervous system. Ann Neurol 1990; 27: 12–17

[10] Sörensen PS, Wanscher B, Jensen CV, et al. Intravenous immunoglobulin G reduces MRI activity in relapsing – remitting multiple sclerosis. Neurology 1998; 50: 1273 – 1281
[11] Stangel M, Toyka K, Gold, R. Mechanisms of of high dose intravenous immunoglobulins in demyelinating diseases. Arch Neurol 1999; 56: 661 – 663
[12] Van Engelen BG, Hommes OR, Pinckers A, et al. Improved vision after intravenous immunoglobulin in stable demyelinating optic neuritis. Ann Neurol 1992; 32: 834 – 835
[13] Yu Z, Lennon VA. Mechanisms of intravenous immune globulin therapy in antibody-mediated autoimmune diseases. N Engl J Med 1999; 340: 227 – 228

3.7 Zytostatika

M. Maschke

Neben der immunmodulierenden Therapie mit Interferonpräparaten oder Copolymer sowie der immunsuppressiven Therapie mit Azathioprin sind insbesondere Zytostatika in der Behandlung der schubförmigen MS und der chronisch-progredienten MS untersucht worden. Die Studienlage zu den einzelnen Medikamenten ist jedoch sehr unterschiedlich, die Wirksamkeit nur für einen Teil der Medikamente belegt. Die Substanzen, die neben den etablierten Präparaten in der Behandlung der verschiedenen Formen der MS infrage kommen, sollen im Folgenden vorgestellt werden. Eine Übersicht über die zur Verfügung stehenden Substanzen gibt Tab. 1.

Tab. 1 Übersicht über Indikation und hauptsächliche Nebenwirkungen verschiedener Zytostatika

	Anzahl der kontrollierten Studien	Indikation bei RR-MS	Indikation bei SP-MS	Indikation bei PP-MS	Nebenwirkungen
Mitoxantron	5 (3 RR, 1 SP, 1 PP)	+	+	?	Kardiotoxizität (dilatative Kardiomyopathie)
Cyclosporin	3 (RR, SP, PP)	–	–	–	arterieller Hypertonus, Nephrotoxizität, Neurotoxizität
Cladribin	2 (RR, SP)	?	?	?	Myelosuppression, Thrombozytopenie, Infektionsrisiko
Cyclophosphamid	keine doppelblinden Studien	?	?	?	Myelosuppression, hämorrhag. Zystitis, Urothel-Karzinom
Methotrexat	2 (SP, PP)	–	(+)	(+)	Haarausfall, Myelosuppression, Anstieg Leberwerte

RR = relapsing remitting (schubhaft-remittierend), SP = sekundär chronisch progredient, CP = primär chronisch progredient, + = Indikation gegeben, (+) = Indikation mit Einschränkungen, – = keine Indikation, ? = Indikation noch nicht aureichend geklärt

Mitoxantron (Novantron®)

Pharmakologie und Wirkmechanismen

Der Wirkstoff ist ein Antracenedion und in der Strukturformel den Anthrazyklinen (Doxorubicin und Daunorubicin) ähnlich. Die Substanz hat einen festen Stellenwert in der zytostatischen Therapie des Mammakarzinoms oder hämatologischer Erkrankungen wie der akuten oder chronisch myeloischen Leukämie. Mitoxantron bewirkt Einzel- und Doppelstrangbrüche in der DNS und führt darüber hinaus zu einer verminderten Nukleinsäurebiosynthese. Dabei kommt es vor allem zu einem immunsuppressiven Effekt auf B-Lymphozyten.

Studien zur Wirksamkeit

Es existieren bislang drei randomisierte klinische Studien zur Wirksamkeit in der Behandlung von Patienten mit hoher Schubfrequenz bei schubförmiger MS [1,3,12]. Dabei wurden insgesamt 118 Patienten therapiert und in jeder der Studien eine signifikante Senkung der Schubrate nachgewiesen. In einer weiteren, bislang nur in Abstractform publizierten Studie [7], konnte bei 194 Patienten mit sekundär chronisch-progredienter MS ebenfalls ein dosisabhängiger Effekt auf die Schubrate nachgewiesen werden. Zudem zeigte die Studie eine Verlangsamung der Krankheitsprogression unter Mitoxantron. Zur Behandlung der primär chronischen MS wurden kürzlich die vorläufigen Ergebnisse einer Phase II-Studie von Kita et al. (2000) publiziert [10]. In dieser Studie wurden bisher 23 Patienten in einem doppelblinden, randomisierten, plazebokontrollierten Design eingeschlossen, wobei die Patienten der Verumgruppe ein Jahr lang 12 mg/m^2 Mitoxantron alle 3 Monate erhielten. Dabei blieb die Therapie ohne relevante Nebenwirkungen, wobei die Daten zur Effektivität noch nicht vorliegen. Somit existieren zur Zeit keine kontrollierten Studien zur Wirksamkeit von Mitoxantron bei der primär chronisch-progredienten MS. Tierexperimentelle Studien bei der Behandlung der experimentell allergischen Enzephalitis (EAE) legen die Vermutung nahe, dass die Kombination mit dem Eisen-III-Chelator Dexrazoxan sowohl zu einer verminderten Kardiotoxizität als auch zu einer Augmentation der immunsuppressiven Wirkung des Mitoxantron führt [19]. Erfahrungen am Menschen fehlen allerdings zur Zeit noch.

Indikationsbereich und empfohlene Dosis

Mitoxantron kommt bei Patienten mit einer hohen Schubfrequenz, bei schubförmiger MS, schlechter Remissionstendenz, schlechtem Ansprechen auf eine immunmodulatorische Therapie und bei Patienten mit sekundär chronisch-progredienten Verlaufsformen mit rascher Progredienz (über 1 Punkt auf der EDSS pro Jahr) infrage (15). Aus den Dosisfindungsstudien kann eine Dosis von 5–12 mg/m² Körperoberfläche pro Einzelinfusion alle 3 Monate abgeleitet werden. In den ersten 3 Monaten kann die Therapie monatlich verabreicht werden.

Nebenwirkungen

Zu beachten ist vor allem die ab einer kumulativen Dosis von 160 mg/m² auftretende kongestive Kardiomyopathie. Zudem können eine sekundäre Amenorrhö, gastrointestinale Nebenwirkungen und eine Knochenmarksdepression mit Panzytopenie auftreten. Patienten mit einer kardialen Vorerkrankung dürfen nicht behandelt werden. Passager können nach der Infusion eine Blaufärbung der Skleren und eine Grünfärbung des Urins auftreten.

Besonderheiten

Die Therapie sollte nur in einem spezialisierten Zentrum durchgeführt werden. Die vorgesehenen Patienten müssen vor und während der Therapie kardiologisch untersucht werden. Sollte die linksventrikuläre Ejektionsfraktion unter 10% des Ausgangswertes fallen, sollte die Therapie abgebrochen werden. Aufgrund der kumulativen Höchstdosis kann Mitoxantron nur für 24–36 Monate in Abhängigkeit von den Einzeldosen und den Verabreichungsintervallen gegeben werden. Zur besseren Übersicht ist das Therapieschema in Abb. 1 zusammengefasst.

Cyclophosphamid (Endoxan®)

Pharmakologie und Wirkmechanismus

Cyclophosphamid ist eine Stickstoff-Lost-Verbindung mit alkylierender Wirkung. Der aktive Metabolit ist nach enzymatischer Metabolisation in der Leber Phosphoramid-Lost. Cyclophosphamid bewirkt Einzelstrang- und Doppelstrangbrüche der DNS und reduziert darüber die Nukleinsäurebiosynthese und die Proliferation v. a. sich schnell teilen-

1. Vorbehandlungsphase
a) Indikation überprüfen
b) Baseline-Labor (Blutbild, Leber-, Nierenwerte)
c) Baseline-EKG
d) Baseline-Echokardiographie
e) Baseline-Röntgen-Thorax
f) Ausschluss Schwangerschaft

2. Behandlungsphase
a) Metoclopramid 10 mg i. v. vor Mitoxantron
b) Mitoxantron 5 – 12 mg/m^2 Körperoberfläche i. v.
c) Ondansetron 8 mg p. o. 5 Stunden nach Mitoxantron

3. Nachbehandlungsphase
a) Blutbild 1 ×/Tag in den Tagen 1 – 5, danach alle 5 Tage bis Woche 4, danach alle 2 Wochen
b) EKG 1 ×/Jahr
c) Echokardiographie 1 ×/Jahr
d) Röntgen-Thorax 1 ×/Jahr

4. Beendigung der Therapie
a) bei zu ausgeprägter Leukopenie < 500/ µl
b) bei Veränderung des EKG oder der Echokardiographie (LVEF-Abnahme > 10 % des Ausgangswertes
c) bei Schwangerschaft
d) bei einer Infektion
e) bei einer kumulativen Gesamtdosis von 140 mg/m^2 Körperoberfläche

Abb. 1 Therapieschema Mitoxantron.

der Zellen. Es führt zu einer Erhöhung der CD8-Suppressorzellen und zu einer Reduktion der CD4-Helferzellen im Blut.

Studien zur Wirksamkeit

Zur Wirksamkeit von Cyclophosphamid in der Behandlung der MS liegen keine randomisierten, doppelblinden, plazebokontrollierten Studien vor, wobei einige nicht ausreichend kontrollierte Studien zur Behandlung der sekundär oder primär chronischen Verlaufsform der MS durchgeführt wurden [2, 4, 8, 20, Übersicht in 14]. Insgesamt wurden in diesen Studien 524 Patienten mit teilweise unterschiedlichen Dosen und Applikationsintervallen behandelt. Die größte Studie [20] schloss 256 Patienten ein. Dabei zeigten sich folgende Ergebnisse: Im Vergleich zu einer einmaligen Induktionstherapie ergab sich bis 30 Monate nach Beginn der Behandlung ein Vorteil zugunsten der Therapie mit Auffrischinfusionen, und eine klinische Stabilisierung im Zusammenhang mit der Auffrischinfusion konnte insbesondere bei Patienten im Alter von 18 – 40 Jahren beobachtet werden. Festzuhalten bleibt aber, dass ein positiver Effekt auf die Krankheitsprogression, der über den Plazeboeffekt hinausgeht, bisher aufgrund des Fehlens einwandfrei kontrollierten Studien nicht zweifelsfrei nachgewiesen werden konnte.

Indikationsbereich und empfohlene Dosis

Eine Indikation besteht nur bei jungen Patienten unter 40 Jahren mit besonders schweren Verlaufsformen und raschem Fortschreiten des Behinderungsgrades auf der EDSS sowie bei chronisch progredienter MS, wenn andere Therapiemaßnahmen versagt haben. Hier muss zwischen der Therapie mit Induktionsphase und der Therapie ohne Induktionsphase unterschieden werden. Aufgrund der hohen Nebenwirkungsrate während der Induktionstherapie sollte möglicherweise auf die Induktionstherapie verzichtet werden, vor allem weil nach derzeitiger Datenlage die Auffrischinfusionen während der Erhaltungstherapie den eigentlichen krankheitsverlangsamenden Effekt erbringen. Das Protokoll ohne Induktionsphase sieht folgende Dosierung vor:

1. Monat 1–9 jeweils eine Infusion/Monat (beginnend mit 600 mg/m^2 Körperoberfläche (KOF), dann monatliche Steigerung um 100 mg/m^2 KOF bis eine Leukozytenzahl von 2000/µl erreicht wird mit einer Maximaldosis von 1000 mg/m^2 KOF),

2. danach alle 2 Monate eine Infusion mit der während der ersten 9 Monate ermittelten Höchstdosis für ein Jahr,

3. danach 3 Infusionen im Abstand von 3 Monaten,

4. danach Absetzen der Behandlung [11].

Zu jeder Infusion sollten in den Stunden 1, 4, 8 und 12 nach Infusion 200 mg Mesna (Uromitexan®) und ausreichende Flüssigkeitsmengen (3 Liter/d) verabreicht werden. Zur besseren Übersicht ist das Therapieschema in Abb. **2** zusammengefasst.

Nebenwirkungen

Als Nebenwirkung sind vor allem die hämorrhagische Zystitis und das damit verbundene Langzeitrisiko eines Urothelkarzinoms, Infertilität (irreversibel), Knochenmarksdepression, Haarausfall (reversibel) und gastrointestinale Nebenwirkungen zu nennen.

Besonderheiten

Die Infusionen sollten in Zentren möglichst in Zusammenarbeit mit in der Chemotherapie erfahrenen Ärzten verabreicht werden.

1. Vorbehandlungsphase
a) Indikation überprüfen
b) Baseline-Labor (Blutbild, Leber-, Nierenwerte)
c) Baseline-EKG
d) Baseline-Röntgen-Thorax
e) Ausschluss Schwangerschaft

2. Behandlungsphase (Monat 1–9 monatlich, danach alle 2 Monate für 1 Jahr, danach alle 3 Monate für 9 Monate)
a) Cyclophosphamid 600–1000 mg/m² Körperoberfläche i.v. über einen sicheren Zugang
b) Mesna 200 mg i.v. Stunde 1, 4, 8, 12 nach Infusion
c) 500 ml NaCl 0,9 % vor und 2000 ml nach der Cyclophosphamid-Infusion
d) Antiemese mit z. B. Ondansetron 8 mg p.o. vor und nach der Infusion

3. Nachbehandlungsphase
a) Blutbild 1×/Tag in den Tagen 1–5, danach alle 5 Tage bis Woche 4, danach alle 2 Wochen
b) EKG 1x/Jahr

4. Beendigung der Therapie
a) bei zu ausgeprägter Leukopenie < 500/µl
b) bei Schwangerschaft
c) bei einer Infektion
d) nach einer Behandlungsdauer von insgesamt 30 Monaten (= 18 Infusionen)

Abb. 2 Therapieschema Cyclophosphamid (ohne Induktionsphase)

Cyclosporin A (Sandimmun®)

Pharmakologie und Wirkmechanismus

Cyclosporin A (CSA) ist ein von Pilzen (Trichoderma polysporum, Cylindrocarpon ilucidivum) gebildetes Undekapeptid.

Die Wirkung entfaltet CSA über die Bindung an die Kalzium/Calmodulin-abhängige Phosphatase Calcineurin. Calcineurin wiederum führt über weitere Mechanismen zur Expression verschiedener Zytokine. Somit inhibiert CSA über die Hemmung des Calcineurins die T-Zell-Aktivierung und die Produktion von Interleukin-2, Interleukin-3, Interleukin-4 und Tumornekrosefaktor α.

Studien zur Wirksamkeit

CSA wurde bislang in drei größeren, randomisierten, kontrollierten Studien bei Patienten mit schubförmiger MS, sekundär chronisch progredienter MS und primär chronisch progredienter MS untersucht [9,13,17]. Die deutsche Studie von Kappos et al. verglich Azathioprin mit CSA bei insgesamt 194 Patienten mit schubförmiger Verlaufsform der MS. Dabei waren hinsichtlich der Senkung der Schubfrequenz und der Verlangsamung der Krankheitsprogression keine signifikanten Unterschiede zwischen beiden Substanzen zu beobachten, jedoch traten relevante Nebenwirkungen mehr als zweimal so häufig bei CSA auf. In der britisch-holländischen Studie von Rudge et al. wurden insgesamt 82 Patienten mit schubförmiger Form und sekundär chronisch-progredienter Form der MS behandelt. Obwohl eine geringe Verlangsamung der Krankheitsprogression bei den in Großbritannien behandelten Patienten gezeigt werden konnte, war der Gesamteffekt statistisch nicht signifikant, und wie in der Studie von Kappos et al. zeigten sich gehäuft Nebenwirkungen. In der amerikanischen Studie wurden insgesamt 554 Patienten mit chronisch progredienter Verlaufsform der MS eingeschlossen. Es zeigte sich eine Verlangsamung der Zeit, bis Patienten rollstuhlpflichtig wurden, jedoch konnte keine Verlängerung der Zeit bis zu einer anhaltenden Progression nachgewiesen werden. Aufgrund einer hohen Abbruchrate (44% in der Verumgruppe) war die Auswertung erschwert, und Nebenwirkungen wurden gehäuft in der Verumgruppe beobachtet.

Indikationsbereich und empfohlene Dosis

Derzeit kann der Einsatz von Cyclosporin aufgrund der vorhandenen Therapiealternativen mit besserer Wirksamkeit und der hohen Nebenwirkungsrate mit Auftreten signifikanter Nebenwirkungen wie Nierenschädigungen oder arterieller Hypertonus **nicht** empfohlen werden. Die bei den Studien eingesetzten Dosen lagen zwischen 5 und 10 mg/kg pro Tag.

Nebenwirkungen

Hauptsächliche Nebenwirkungen sind Anstieg des Kreatinins und des Harnstoffes aufgrund einer CSA-vermittelten Nierenschädigung sowie Entstehung eines arteriellen Hypertonus. Andere Nebenwirkungen sind Hypomagnesämie, Leberwerterhöhungen, Kopfschmerzen, Haarausfall, Gingivahyperplasie, Übelkeit, Parästhesien und Müdigkeit.

Methotrexat (z. B. Metex 7.5®)

Pharmakologie und Wirkmechanismus

Methotrexat (MTX) ist ein Folsäure-Antagonist. Es führt über die kompetitive Hemmung der Dihydrofolatreduktase zu einer Reduktion der Nukleinsäurebiosynthese (Purin- und Pyrimidinbiosynthese) und darüber zu einer Inhibition der Proliferation sich schnell teilender Zellen und Inhibition zellulärer Immunreaktionen.

Studien zur Wirksamkeit

Es existiert eine von Goodkin et al. (1995) veröffentlichte, ausreichend kontrollierte Studie [5] über die Wirksamkeit von MTX in der Behandlung der chronisch progredienten MS. Dabei wurden insgesamt 40 Patienten über 2 Jahre mit 7,5 mg MTX p.o. pro Woche behandelt. In der Studie konnte eine Verlangsamung der Krankheitsprogression an den oberen Extremitäten nachgewiesen werden. In den ein Jahr später ebenfalls von Goodkin et al. [6] veröffentlichten kernspintomographischen Untersuchungen ergab sich in der Läsionsdichte kein signifikanter Unterschied zwischen MTX und Plazebo.

Indikationsbereich und empfohlene Dosis

Bei Versagen anderer Therapiemaßnahmen kann MTX auch aufgrund der geringen Nebenwirkungsrate zur Verlangsamung der Krankheitsprogression an den oberen Extremitäten verabreicht werden. Bei rascher Krankheitsprogredienz bei Patienten mit primär chronischer MS sind andere Präparate (Mitoxantron, Cyclophosphamid) vorzuziehen. Bei Patienten mit sekundär chronisch-progredienter Verlaufsform sollten Interferon-Präparate eher als MTX verabreicht werden. Die empfohlene Dosis beträgt 7,5 mg pro Woche p.o.

Nebenwirkungen

Nebenwirkungen bestehen in Übelkeit, Erbrechen, gelegentlich Haarausfall und (in der geringen Dosierung) selten Myelosuppression oder Leberwerterhöhungen. Selten treten ausgeprägte Leberschäden mit einer Lebernekrose oder Zirrhose sowie Lungenschädigungen (Fibrose) oder neurologische Nebenwirkungen (Anfälle, Enzephalopathie) auf. Häufiger sind Entzündungen der Schleimhäute bis hin zu Ulzerationen.

Cladribin (syn. 2.2-Chlorodeoxyadenosin; Leustatin® Injektionslösung)

Pharmakologie und Wirkmechanismus

Cladribin ist ein Purinanalogon, welches nach Einbau in die DNS zu Einzelstrangbrüchen und zur ATP-Verarmung führt. Es wirkt wahrscheinlich über Inhibition einzelner T-Zell-Linien, wobei der genaue Wirkmechanismus bisher nicht ausreichend geklärt ist.

Studien zur Wirksamkeit

Zur Zeit existieren zwei plazebokontrollierte, doppelblinde, randomisierte Studien mit kleinen Patientenzahlen zur Wirksamkeit von Cladribin bei chronisch-progredienter MS [18] und bei der schubförmigen Verlaufsform [16]. Die Studie von Sipe et al. (51 untersuchte Patienten) wies eine Stabilisierung sowohl klinischer Scores als auch der MRT-Parameter bei intravenöser Infusion von 0,7 mg Cladribin/kg Körpergewicht (über 4 Monate einmal monatlich) nach. Die Studie von Romine et al. untersuchte die Wirksamkeit von Cladribin bei schubförmiger MS an 52 Patienten. Dabei kam es zu einer signifikanten Minderung der Schubfrequenz und kompletten Unterdrückung kontrastmittelaufnehmender Läsionen im MRT. Die subkutan verabreichte Dosis betrug 0.07 mg/kg pro Tag an fünf aufeinanderfolgenden Tagen über insgesamt 6 Monate bis zu einer kumulativen Dosis von 2,1 mg/kg Körpergewicht.

Indikationsbereich

Aufgrund der noch nicht ausreichenden Studienlage kann Cladribin derzeit nicht empfohlen werden, zumal es für die Behandlung der MS bisher weder in den USA noch in Europa zugelassen ist. Die Ergebnisse größerer Studien bleiben daher abzuwarten.

Nebenwirkungen

Die Hauptnebenwirkungen sind Myelosuppression, Thrombozytopenie und Infektionsrisiko, Fieber sowie die Entwicklung eines Herpes zoster.

Literatur

[1] Bastianello S, Pozzilli C, D'Andrea F, et al. A controlled trial of mitoxantrone in multiple sclerosis: serial MRI evaluation at one year. Can J Neurol Sci 1994; 21: 266–270

[2] The Canadian Cooperative Multiple Sclerosis Study Group. The Canadian cooperative trial of cyclophosphamide and plasma exchange in progressive multiple sclerosis. Lancet 1991; 337: 441–446

[3] Edan G, Miller D, Clanet M, et al. Therapeutic effect of mitoxantrone combined with methylprednisolone in multiple sclerosis: a randomised multicentre study of active disease using MRI and clinical criteria. J Neurol Neurosurg Psychiatry 1997; 62: 112–118

[4] Goodkin DE, Plencner S, Palmer-Saxerud J. Cyclophosphamide in chronic progressive multiple sclerosis. Maintenance versus non-maintenance therapy. Arch Neurol 1987; 44: 823–827

[5] Goodkin DE, Rudick RA, Medendorp SVB, et al. Low-dose (7,5 mg) methotrexate reduces the rate of progression in chronic progressive multiple sclerosis. Ann Neurol 1995; 37: 30–40

[6] Goodkin DE, Rudick RA, Medendorp SVB, et al. Low-dose oral methotrexate in chronic progressive multiple sclerosis: analyses of serial MRIs. Neurology 1996; 47: 1153–1157

[7] Hartung HP, Gonsette R, MIMS Study Group. Mitoxantrone in progressive multiple sclerosis: a placebo-controlled trial, randomized, observer blind European phase III multicenter study – clinical results. Multiple Sclerosis 1998; 4: 325

[8] Hauser SL, Dawson DM, Lehrich JR, et al. Intensive immunosuppression in progressive multiple sclerosis: a randomized, three-arm study of high-dose intravenous cyclophosphamide, plasma exchange, and ACTH. N Engl J Med 1983; 308: 173–180

[9] Kappos L, Patzold U, Dommasch D, et al. Cyclosporine versus azathioprine in the long-term treatment of multiple sclerosis – results of the German multicenter study. Ann Neurol 1988; 23: 56–63

[10] Kita M, Goodkin DE, Bacchetti P, et al. A phase II trial of mitoxantrone in patients with primary progressive multiple sclerosis. Neurology 2000; 54: A22

[11] Martin R, Hohlfeld R. Multiple Sklerose. In: Brandt T, Dichgans J, Diener HC (Hrsg.). Therapie und Verlauf neurologischer Erkrankungen. Stuttgart: Kohlhammer Verlag, 3. Auflage, 1998; 508–535

[12] Millefiorini E, Gasperini C, Pozzilli C, et al. Randomized placebo-controlled trial of mitoxantrone in relapsing-remitting multiple sclerosis: 24-month clinical and MRI outcome. J Neurol 1997; 244: 153–159

[13] Multiple Sclerosis Study Group. Efficacy and toxicity of cyclosporine in chronic progressive multiple sclerosis: a randomized, double-blinded, placebo-controlled clinical trial. Ann Neurol 1990; 27: 591–605

[14] Pette M, Hartung HP, Toyka KV. Cyclophosphamid in der Therapie der chronisch-progredienten Multiplen Sklerose. Nervenarzt 1994; 65: 271–274

[15] Rieckmann P für die MS-Therapie Konsensus Gruppe. Immunmodulatorische Stufentherapie der Multiplen Sklerose. Nervenarzt 1999; 70: 371–386

[16] Romine JS, Sipe JC, Koziol JA, et al. A double-blind, placebo-controlled, randomized trial of cladribine in relapsing remitting multiple sclerosis. Proc Assoc Am Physicians 1999; 111: 35–44

[17] Rudge P, Koetsier JC, Mertin J, et al. (1989). Randomised double blind controlled trial of cyclosporin in multiple sclerosis. J Neurol Neurosurg Psychiatry 1989; 52: 559–565

[18] Sipe JC, Romine JS, Koziol JA, et al. Cladribine in treatment of chronic progressive multiple sclerosis. Lancet 1994; 344: 9–13

[19] Weilbach FX, Toyka KV, Gold R. Combination therapy with the cardioprotector dexrazoxane augments therapeutic efficacy of mitoxantrone in experimental autoimmune encephalomyelitis. Neurology 2000; 54: A60

[20] Weiner HL, Mackin GA, Orav EJ, et al. Intermittent cyclophophamide pulse therapy in progressive multiple sclerosis: final report of the Northeast Cooperative Multiple Sclerosis Treatment Group. Neurology 1993; 43: 910–918

3.8 Nicht-medikamentöse Behandlungsformen: Ganzkörperbestrahlung, periphere Blutstammzelltransplantation und Plasmapherese

M. Maschke und C.G. Haase

Neben den in den anderen Kapiteln beschriebenen medikamentösen Behandlungsformen existieren nicht-medikamentöse Behandlungsmethoden wie die Ganzkörperbestrahlung (total lymphoid irradiation), Knochenmarks- bzw. periphere Blutstammzelltransplantation und Plasmapherese. Gemeinsam ist diesen Therapien, dass sie in ihrer Wirksamkeit und Sicherheit noch nicht ausreichend überprüft sind. Daher kommen sie nur bei speziellen Konstellationen und ausgewählten Patienten infrage. Die unterschiedlichen nicht-medikamentösen Behandlungsmethoden sollen im Folgenden vorgestellt werden.

Ganzkörperbestrahlung (total lymphoid irradiation)

Die Ganzkörperbestrahlung (synonym: Lymphknotenbestrahlung, total lymphoid irradiation) wurde für die Behandlung des Morbus Hodgkin entwickelt. Die Grundlage für die Anwendung einer Ganzkörperbestrahlung bei Patienten mit MS basiert auf der hohen Sensitivität von Lymphozyten auf ionisierende Strahlen, wobei es dabei vor allem zu einem Abfall der T-Lymphozyten kommt. Frühe Untersuchungen bei Patienten mit chronisch progredienter MS [5,10] zeigten zunächst einen positiven Effekt auf den Krankheitsverlauf. In einer später durchgeführten Studie von Wiles et al. (1994) wurden 27 Patienten mit 1980 cGy im Bereich des lymphatischen Systems und der Milz bestrahlt, wobei 14 Patienten nur eine simulierte Bestrahlung erhielten. Patienten und Untersucher waren für die Randomisierung verblindet. In dieser Studie konnte kein Benefit der Ganzkörperbestrahlung auf die Krankheitsprogression anhand der EDSS gezeigt werden. Lediglich die Blasenfunktion verbesserte sich, und es konnte ein Unterschied in der Läsionsdichte im MRT zugunsten der Behandlungsgruppe nachgewiesen werden. In einer kürzlich publizierten Studie von Cook et al. (1997) wurde noch einmal die Wirksamkeit einer modifizierten Ganzkörperbestrahlung, welche zusammen mit niedrig dosiertem Prednison verabreicht wurde, gegenüber einer Scheinbestrahlung zusammen mit niedrig dosiertem Prednison (30 mg/d in absteigender Dosierung) in einem doppelblinden, randomisierten Design an 46 Patienten mit chronisch progredienter MS untersucht. Dabei zeigte sich eine signifikante Verlangsamung der Zunahme des Behinderungsgrades im EDS-Score in der Verumgruppe. Nur 4 von 24 Patienten verschlechterten sich im Verlauf von 2 Jahren um einen EDSS-Punktwert > 1. Insbesondere Patienten mit einer Lymphozytenzahl unter 850–900/µl, als therapeutischer Effekt der Ganzkörperbestrahlung, zeigten den besten Verlauf. Die beobachteten Nebenwirkungen wurden von den Autoren als gering angesehen. Häufigste Nebenwirkungen waren Haarausfall, Infektionen, Müdigkeit und Übelkeit oder Erbrechen.

Methodisch hält sich die Ganzkörperbestrahlung an in der Strahlentherapie etablierte Bestrahlungsfelder, wie sie z. B. auch beim Morbus Hodgkin verwendet werden. Es wird ein achsenskelettnahes Feld gewählt, was einem modifizierten Mantelfeld supradiaphragmal und einem umgedrehten Ypsilon-Feld infradiaphragmal entspricht. Die Bestrahlungen werden fraktioniert mit einer Dosis von 150–180 cGy/d durchgeführt. Dabei wird neben den paraaortalen Lymphknoten, Thymusdrüse, Milz und Ovarien partiell auch das Rückenmark mit einer Dosis von < 1000 cGy bestrahlt [13].

Zusammenfassend ist die Studienlage zur Zeit nicht eindeutig und die durchgeführten Studien aufgrund kleiner Patientenzahlen nicht ausreichend aussagekräftig. Somit kann die Ganzkörperbestrahlung nicht generell als Behandlungsmethode empfohlen werden, stellt aber bei Patienten mit einem sehr raschen, monophasischen Krankheitsprogress eine Alternative nach Versagen der medikamentösen Behandlungsformen dar. Die Therapie sollte Zentren mit enger Kooperation zwischen Neurologie und Strahlentherapie vorbehalten bleiben.

Knochenmarkstransplantation und periphere Stammzelltransplantation

Seit den ersten Studien von E. D. Thomas in den späten 60er Jahren wird die allogene Knochenmarkstransplantation (KMT) weitläufig zur Therapie akuter und chronischer Leukämien und zur Therapie anderer hämatologischer Erkrankungen wie Non-Hodgkin-Lymphomen oder myelodysplastischer Syndrome eingesetzt [15]. Seit den 80er Jahren werden vermehrt autologe KMT und periphere Blutstammzelltransplantationen (PBSCT) durchgeführt und übersteigen in ihrer Häufigkeit nunmehr die Zahlen der allogenen KMT [1]. Die KMT oder PBSCT ist aufgrund der notwendigen knochenmarksablativen Chemotherapie vor Durchführung der Transplantation und aufgrund der prolongierten Immunsuppression nach erfolgter Transplantation mit hohen Nebenwirkungen behaftet. Dazu zählen vor allem bei allogener KMT das Auftreten opportunistischer Infektionen, die erhöhte Blutungsneigung durch erniedrigte Thrombozytenzahlen und Gerinnungsstörungen sowie die Graft-versus-Host-Reaktion. Letztere führt über eine gegen den eigenen Körper gerichtete Immunreaktion der transplantierten Immunzellen zu einer Entzündungsreaktion der Haut, der Leber und des Gastrointestinaltraktes. Die autologe KMT oder PBSCT hat weniger Nebenwirkungen, führt aber immer noch zu einer erhöhten Infektanfälligkeit und Blutungsneigung. Die Mortalität für die autologe KMT oder PBSCT beträgt bei Einsatz rekombinanter Wachstumsfaktoren und Intensivmanagement mit Isolation in speziellen Zentren unter 5% [2].

In tierexperimentellen Studien konnten bei der experimentell allergischen Enzephalomyelitis (EAE) durch syngene Knochenmarkstransplantation nach vorheriger knochenmarksablativer Therapie mit Hoch-Dosis-Gaben von Cyclophosphamid gute Remissionen und eine sehr gute Verminderung der Schubfrequenz erreicht werden [u.a. 11, Übersicht bei 9]. Diese tierexperimentellen Studien und die Beobachtung, dass es bei Patienten nach Knochenmarkstransplantationen aufgrund maligner hämatologischer Erkrankungen zu einer Verminderung der Schubfrequenz kam, führten zu der Durchführung erster Pilotstudien bei Patienten mit chronisch progredienter MS.

Eine von Fassas et al. (1997) in Griechenland durchgeführte Phase-I/II-Studie untersuchte die Wirksamkeit einer PBSCT bei insgesamt 15 Patienten mit primär und sekundär chronisch progredienter MS und einem EDS-Score von über 5,0. Nach knochenmarksdepressiver Therapie erhielten die Patienten eine autologe Stammzelltransplantation und Antithymozyten-Antikörper. Bei 7 der 15 Patienten wurde eine Verbesserung des EDS-Scores in dem Beobachtungszeitraum von 6–18 Monaten festgestellt. Die übrigen 8 Patienten zeigten entweder einen stabilen EDS-Score oder in einem Fall eine Verschlechterung. Häufigste Nebenwirkungen waren Infektionen, allergische Reaktionen und eine kurzfristige Neurotoxizität. Im Beobachtungszeitraum starb kein Patient an den Folgen der Stammzelltransplantation. Die Autoren bewerteten aufgrund ihrer Ergebnisse die autologe PBSCT als durchführbar, nebenwirkungsarm und vielversprechend. In einem weiteren Artikel berichtet dieselbe Arbeitsgruppe über alle bis zum Jahr 1999 behandelten Patienten [8]. Von 24 Patienten war in einem mittleren Beobachtungszeitraum von 40 Monaten einer an einer Aspergillus-Enzephalitis verstorben. Laut Angaben der Autoren hätten 78% der Patienten nach der Therapie eine Stabilisierung oder Besserung des neuologischen Status aufgewiesen. Aufgeschlüsselt nach Verlaufsform betrug die Wahrscheinlichkeit, innerhalb von 3 Jahren keine Progression zu haben, für Patienten mit sekundär chronisch-progredientem Verlauf 92% und für Patienten mit einer primär chronisch-progredienten MS 39%. Festzuhalten bleibt, dass es sich um eine offene, nicht-kontrollierte Studie handelte und so auch aufgrund der immer noch geringen Patientenzahlen die EDSS-Veränderungen und Prozentangaben vorsichtig beurteilt werden sollten. Zudem beträgt die 3-Jahres-Mortalität 4,2%, was über der erwarteten Mortalität durch die Progression einer MS liegt. Zur besseren Übersicht ist das Therapieregime der peripheren Stammzelltransplantation in Abb. 1 dargestellt.

Eine weitere Studie mit kleinen Patientenzahlen wurde kürzlich von Cohen et al. (2000) veröffentlicht. In diese Studie wurden insgesamt 10 Patienten mit einer progredienten Multiplen Sklerose eingeschlossen. Nach Entnahme der Blutstammzellen (CD34 + -Zellen) wurde eine immunoablative Therapie mit Cyclophosphamid (60 mg/kg KG pro Tag für 2 Tage) und einer Ganzkörperbestrahlung (2 x 150 cGy/d für 4 Tage + 1 g/d Methylprednisolon i. v.) durchgeführt. Anschließend wurden die Blutstammzellen retransfundiert und die Patienten für 2 – 3 Wochen isoliert. In den Kontrolluntersuchungen nach 1, 3, 6 und 12 Monaten und anschließend einmal pro Jahr zeigte sich bei keinem der Patienten ein Progress der EDSS um einen Punkt. Fünf der Patienten zeigten eine Verbesserung des neurologischen Befundes. Als Nebenwirkung entwickelten sich je einmal eine bakterielle Sepsis, ein Herpes zoster, ein asymptomatisches schmales subdurales Hämatom und eine transfusionsbedürftige Thrombozytopenie. Die Autoren zogen den Schluss, dass die Therapie ein akzeptables Maß an Nebenwirkungen hatte und als Behandlung bei ausgewählten Patienten mit einem hohen Risiko, in den nächsten Wochen ein schweres neurologisches Defizit zu entwickeln, infrage kommt.

Die periphere Blutstammzelltransplantation kann zum gegenwärtigen Zeitpunkt mangels größerer kontrollierter Studien nur bei sehr strenger Indikationsstellung empfohlen werden. Nach Burt et al. (1997) werden folgende Kriterien empfohlen: Alter < 55 Jahre, Versagen der medikamentösen Therapie zur Stabilisierung des Krankheitsverlaufes, EDSS von 5,0 – 8,0 mit einem EDSS-Zuwachs von 1,5 Punkten in den letzten 12 Monaten. Eine weitere Relativierung erfährt die PBSCT dadurch, dass keine Langzeitverläufe nach erfolgter Transplantation bekannt sind und somit auch keine Aussagen zur Entstehung sekundärer Neoplasien und einer Reaktivierung der Multiplen Sklerose möglich sind. Zudem muss beachtet werden, dass die Kosten für eine PBSCT auf ca. 80 000 – 150.000 \$ geschätzt werden und damit die üblichen Therapiekosten um ein Mehrfaches überschreiten. Die Durchführung bleibt speziellen Zentren mit Kooperation zwischen Neurologie und Hämatologie/Klinik für Knochenmarkstransplantation vorbehalten.

| **1. Mobilisierung der Stammzellen** |

a) Cyclophosphamid 4 g/m² i.v.
b) Granulozyten-stimulierender Faktor (G-CSF) + Granulozyten-Makrophagen-stimulierender Faktor (GM-CSF) s.c.
c) Leukapherese mit Konservierung von mindestens $4 \times 10^6/l$ CD34⁺ Zellen

| **2. Knochenmarksablative Chemotherapie** |

BEAM-Schema:
BCNU 300 mg/m²
Etoposid 200 mg/m²
Cytosin-Arabinosid 200 mg/m²
Melphalan 140 mg/m²

| **3. Periphere Stammzell-Transplantation** |

| **4. Intensivtherapie** |

a) Isolation
b) G-CSF s.c.
c) Immunglobuline Tag 8, 13, 380,5 g/kg KG i.v.
d) Ciprofloxacin 1 g/d i.v.
e) Fluconazol 400 mg/d i.v.
f) Acyclovir 15 mg/kg KG i.v.

Abb. 1 Therapieregime periphere Stammzelltransplantation bei Multipler Sklerose [nach Fassas et al. 1997]

Plasmapherese/Immunadsorption

Plasmapherese ist ein in der Behandlung von Autoimmunerkrankungen übliches Verfahren (wie z.B. bei der myasthenischen Krise und Guillain-Barré-Syndrom), welches allerdings mit Nebenwirkungen wie einem erhöhtem Infektionsrisiko und Gerinnungsstörungen behaftet ist. Die Methode entfaltet die immunmodulatorische Wirkung durch Entfernung von zirkulierenden Antikörpern, Immunkomplexen und proinflammatorischen Zytokinen. Zumeist werden 3–5 Einzelbehandlungen durchgeführt, wobei Plasma gegen eine isotone Elektrolytlösung mit 4%igem Humanalbumin ausgetauscht wird. Die Immunadsorption ist etwas selektiver durch Bindung von Immunglobulinen an Tryptophan- oder Protein-A-Säulen.

Positive Erfahrungen zur Behandlung bei der MS resultieren entweder aus Fallsammlungen [u.a. 14] oder aus kleinen Studien [12]. Rodriguez et al. (1993) behandelten dabei 6 Patienten mit einem akuten, ausgeprägten Schub, der auf die Behandlung von intravenösem Methylprednisolon nicht ansprach. Bei drei Patienten sei es nach den Autoren zu einer Besserung der neurologischen Symptomatik bereits nach der zweiten Plasmapherese gekommen. Insgesamt ist aufgrund der zur Zeit vorhandenen Datenlage eine Plasmapherese lediglich eine Therapiealternative bei sehr schweren, auf Methylprednisolon nicht rückläufigen Schüben oder bei sehr schweren progredienten Krankheitsverläufen ohne Ansprechen auf andere Therapien.

Literatur

[1] Armitage JO. Bone marrow transplantation. N Engl J Med 1994; 330: 827–838

[2] Burt RK, Burns W, Hess A. Bone marrow transplantation for multiple sclerosis. Bone Marrow Transplant 1995; 16: 1–16

[3] The Canadian Cooperative Multiple Sclerosis Study Group. The Canadian cooperative trial of cyclophosphamide and plasma exchange in progressive multiple sclerosis. Lancet 1991; 337: 441–446

[4] Cohen BA, Karlin KH, Lobeck L, et al. Intense immune ablative therapy with autologous hematopoetic stem cell rescue for progressive multiple sclerosis: a pilot safety study. Neurology 2000; 54: A59

[5] Cook SD, Devereux C, Troiano R, et al. Effect of total lymphoid irradiation in chronic progressive multiple sclerosis. Lancet 1986; I: 405–409

[6] Cook SD, Devereux C, Troiano R, et al. Modified total lymphoid irradiation and low dose corticosteroids in progressive multiple sclerosis. J Neurol Sci 1997; 152: 172–181

[7] Fassas A, Anagnostopoulos A, Kazis A, et al. Peripheral blood stem cell transplantation in the treatment of progressive multiple sclerosis: first results of a pilot study. Bone Marrow Transplant 1997; 20: 631–638

[8] Fassas A, Anagnostopoulos A, Kazis A, et al. Autologous stem cell transplantation in progressive multiple sclerosis – an interim analysis of efficacy. J Clin Immunol 2000; 20: 24–30

[9] Haase CG, Hohlfeld R. Knochenmark- und Stammzelltransplanation bei multipler Sklerose? Nervenarzt 1999; 70: 178–181
[10] Hafstein MP, Devereux C, Troiano R, et al. Total lymphoid irradiation in chronic progressive multiple sclerosis. Ann NY Acad Sci 1984; 436: 397–409
[11] Karussis D, Vourka-Karussis U, Mizrachi-Koll R, et al. Acute/relapsing experimental autoimmune encephalomyelitis: induction of long-lasting, antigen specific tolerance by syngeneic bone marrow transplantation. Mult Scler 1999; 5: 17–21
[12] Khatri BO, McQuillen MP, Harrington GJ, et al. Chronic progressive multiple sclerosis: double-blind controlled study of plasmapheresis in patients taking immunosuppressive drugs. Neurology 1995; 35: 312–319
[13] Peterson K, Rosenblum MK, Powers JM, et al. Effect of brain irradiation on demyelinating lesions. Neurology 1993; 43: 2105–2112
[14] Rodriguez M, Karnes WE, Bartleson JD, et al. Plasmapheresis in acute episodes of fulminant CNS inflammatory demyelination. Neurology 1993; 43: 1100–1104
[15] Thomas ED, Storb R, Clift RA, et al. Bone marrow transplantation. N Engl J Med 1975; 292: 832–843, 895–902
[16] Wiles CM, Omar L, Swan AV, et al. Total lymphoid irradiation in multiple sclerosis. J Neurol Neurosurg Psychiatry 1994; 57: 154–163

3.9 Behandlungsansätze bei chronisch-progredienten Verlaufsformen

O. Kastrup, V. Limmroth und M. Maschke

Bei den meisten Patienten tritt die Multiple Sklerose initial als sog. schubförmig remittierende MS (relapsing-remitting-MS/RR-MS) auf. Über Jahre liegen dann zumeist klar abgrenzbare Schübe vor, die zum Teil Residuen hinterlassen. Die zunehmend verbleibenden Residuen führen bei einigen Patienten zu einem Fortschreiten der funktionellen Einschränkung. Unabhängig davon kommt es dann bei einem Teil der Patienten zu einem zusätzlichen schleichenden Fortschreiten des Krankheitsverlaufes (über mögliche Mechanismen s. Kapitel 1.2). Diese spätere Verlaufsform der erst schubförmigen MS wird als schubförmig progrediente MS (RP-MS, „relapsing-progressive" MS) oder auch sekundär chronisch-progrediente MS (sCP-MS) bezeichnet. Es handelt sich hierbei häufig um Mischformen von schleichender chronischer Verschlechterung mit aufgesattelten Schüben.

Hiervon abzugrenzen ist als weitere Sonderform die sog. primär chronisch-progrediente MS (pCP-MS), bei der bereits von Beginn an Schübe nicht eindeutig abgrenzbar sind. An ihr leiden ca. 10 % aller MS-Patienten. Diese Form beginnt häufig in späteren Lebensabschnitten (ab 4. Lebensdekade), mit gleicher Geschlechtsverteilung und einem ungünstigeren klinischen Verlauf. Differente Klinik sowie unterschiedliche immunologische und kernspintomographische, aber auch aktuelle neuropathologische Befunde legen nahe, dass es sich hierbei um ein auch pathogenetisch-ätiologisch anderes Krankheitsbild handelt. So wurden hier neben einer Heterogenität der In-vitro-Migration und Interferon-γ-Synthese von T-Lymphozyten auch differente Spiegel von Adhäsionsmolekülen gefunden [5]. Therapeutisch von entscheidender Bedeutung erscheint bei der primär chronischen Verlaufsform jedoch, dass ein vergleichsweise geringer inflammatorischer Prozess und ein frühes Einsetzen der Oligodendrozyten-Dystrophie beobachtet wird (s. auch Kapitel 1.2).

Darüber hinaus sind im Gegensatz zu allen anderen MS-Formen die üblicherweise benutzten kernspintomographischen Surrogatmarker hier unbrauchbar. In Längsschnittstudien korrelierten weder die T_2-Läsionslast noch hypointense Areale in der T_1-Gewichtung mit dem Punktwert in der EDSS. Besser hingegen scheint der Verlauf dieser MS-Form mit dem Parameter der Hirnatrophie und damit verbundenen axonalen Läsionen zu korrelieren [9]. Ferner finden sich hier auch spinale Verlaufsformen mit deutlicher spinaler Atrophie vergleichsweise häufiger.

Leider sind Therapiestudien, die die spezifische Wirkung einzelner Substanzen bei chronisch progredienten Verlaufsformen untersuchen, selten. Erschwerend kommt hinzu, dass diese Patienten aufgrund der vermutlich differenten Pathogenese, von den meisten Therapie- und Zulassungsstudien der neueren Substanzen ausgeschlossen waren. Das zur Verfügung stehende Datenmaterial ist damit wesentlich geringer als bei der schubförmigen Verlaufsform. Die Therapiestudien zu den verschiedenen progredienten Verlaufsformen werden daher im Folgenden gemeinsam diskutiert.

Therapieansätze bei chronisch-progredienter Multipler Sklerose

Glukokortikoide

Neben der akuten Schubbehandlung mit Glukokortikoidstößen ist auf empirischer Basis allgemein anerkannt, dass auch Patienten mit einer sekundär chronisch-progredienten Verlaufsform von einer hochdosierten intermittierenden Glukokortikoidgabe profitieren können. Diese Beobachtung wird aber nur durch wenige Studien gestützt [11]. Lediglich eine Studie untersuchte diesen Aspekt bei Patienten mit primär chronisch-progredienter Verlaufsform. Die Patienten wurden hier in monatlichen Intervallen mit einem fünftägigem Steroidstoß versus Plazebo behandelt. Die Progredienz gemessen anhand des EDS-Scores unterschied sich signifikant, bei einigen Patienten in der Behandlungsgruppe kam es sogar zu einer Verbesserung. Der Nachbeobachtungszeitraum betrug allerdings nur 90 Tage [3]. Trotz der knappen Datenlage erscheint damit zumindest der Versuch einer wiederholten Kortikoidapplikation im Falle einer Progression gerechtfertigt. Weitere Argumente, die für eine Kortikoidbehandlung sprechen, sind zum einem die Tatsache, dass auch für den erfahrenen Kliniker das Trennen einer schleichenden chronischen Progression von einem subakuten Schub oder einer Fluktuation schwer sein kann, und zum anderen, dass die Kortikoidtherapie vergleichsweise wenig Nebenwirkungen hat.

Interferon-β-Präparate

Nachdem sich Interferon-β (IFN-β) als Standardtherapie für die schubförmige MS etabliert haben, konnte eine europäische Studie (European Study Group on Interferon β-1b in Secondary Progressive MS) einen therapeutischen Effekt bei Patienten mit sekundär chronisch-progredienter MS zeigen. In dieser Studie konnte unter Interferon-beta-1b (Betaferon®), 8 Mio. Einheiten s.c. alle 2 Tage über einen Zeitraum von 3 Jahren gegeben, ein zwar geringer, aber signifikanter Unterschied in der Verzögerung der Krankheitsprogression in der behandelten Gruppe beobachtet werden. Auch hier zeigte sich in der Interferongruppe eine Abnahme der T_2-gewichteten Läsionen und eine Reduktion der sog. aktiven Gadolinium-aufnehmenden Läsionen [6,22]. Die kürzlich auf dem Meeting der American Academy of Neurology (Mai 2000) vorgestellte, derzeit noch nicht publizierte nordamerikanische Studie mit IFN-β-1b (Betaferon®) konnte diese Beobachtung allerdings nicht bestätigen. Ein genauer Vergleich beider Studien zeigte vielmehr, dass in der Europäischen Studie vor allem Patienten eingeschlossen wurden, die neben ihrem sekundär chronisch-progredienten Verlauf noch relativ hohe Schubraten aufwiesen. Dies war in der nordamerikanischen Studie nicht der Fall, so dass vermutet werden muss, dass der in der europäischen Studie gezeigte (geringe) Benefit durch die Behandlung der Schubfrequenz zustande kam (s. auch Kapitel 3.4).

In einer weiteren klinischen Studie (SPECTRIMS) hatte auch IFN-β-1a (Rebif®) ein schwer interpretierbares Ergebnis erbracht. Hier zeigte sich eine Verzögerung der Krankheitsprogression ausschließlich für Patientinnen. Überraschend war allerdings, dass bei den behandelten männlichen Patienten die Progression bei der Plazebogruppe langsamer voranschritt. Ob dieses ein methodologisches Problem der Studie oder ein immunologisch geschlechtsspezifischer Unterschied ist, der sich in der Betaferon-Studie nicht gezeigt hatte, bleibt bisher unklar. Es zeigte sich in dieser Studie, die in einer Dosis von 22 µg s.c. alle 2 Tage als Standarddosis durchgeführt wurde, eine ähnliche Wirksamkeit wie bei den Patienten, die in einem dritten Arm mit 44 µg s.c. alle 2 Tage behandelt wurden. Damit zeigte sich in der höheren Dosisgruppe letztendlich ein Trend zu einer besseren Wirksamkeit, der allerdings keine statistische Signifikanz erreichte und eher auch in der Subgruppe der schwerer betroffenen Patienten vorlag. Auch hier kam es bei den MRT-Parametern zu einer Abnahme der aktiven Läsionen und der Läsionslast. Die Ergebnisse einer nordamerikanischen Studie, die erneut die Wirksamkeit von IFN-β-1a (Avonex™) auf die sekundär chronisch-progrediente MS untersuchen, liegen noch nicht vor.

3.9 Behandlungsansätze bei chronisch-progredientem Verlauf

Insgesamt wird bei kritischer Bewertung der bisher publizierten Interferonstudien in der Behandlung der sekundär-progredienten Multiplen Sklerose deutlich, dass wahrscheinlich nur Patienten profitieren, bei denen dem schleichenden Verlauf noch relativ viele Schübe aufgelagert sind. Vorerst kann IFN-β-1b als Basistherapie auch der sekundär chronisch-progredienten MS angesehen werden, sofern noch Schübe vorhanden sind. Zu bedenken ist jedoch, dass unter der Interferontherapie eine Verstärkung der vorbestehenden Spastik auftreten kann. Auch wenn in Studien bisher nicht untersucht, erscheint nach den bisherigen Beobachtungen und neuesten Ergebnissen der nordamerikanischen IFN-β-1b-Studie eine Therapie der primär chronisch-progredienten MS mit IFN-β-Präparaten nicht sinnvoll.

Immunsuppressiva

Bei Nichtansprechen der sekundär-chronisch progredienten MS auf Steroide und Interferone oder auch bei einer sehr schwer verlaufenden chronisch-progredienten Multiplen Sklerose ist bei Patienten, bei denen eine weitere Verschlechterung in Kürze zu einer schweren Behinderung, wie z.B. Rollstuhlpflicht führt oder die sich in einem Jahr mehr als einen EDSS-Punkt verschlechtern, eine aggressive immunsuppressive Therapie gerechtfertigt. Die im folgenden aufgeführten Substanzen wurden in mehreren Studien getestet und zeigten in einigen Studien eine Wirksamkeit. Schwierigkeiten ergeben sich durch die schlechte Vergleichbarkeit der Studien untereinander, zum Teil auch widersprüchlichen Ergebnissen. Insofern müssen alle folgenden Empfehlungen als auf Studien gestützte empirische Empfehlungen angesehen werden. Keine der zur Verfügung stehenden Substanzen kann seitens der Wirkung und Nebenwirkung als ideal angesehen werden. Insgesamt ist Substanzen, mit denen ausgiebige klinische Erfahrungen vorliegen, im Zweifel der Vorzug zu geben gegenüber weniger gut getesteten Verfahren. Zu weiteren Details hinsichtlich Pharmakologie und Dosierung s. auch Kapitel 3.7 Therapie mit anderen Zytostatika.

Cyclophosphamid (Endoxan®)

Cyclophosphamid (CTX) ist ein Alkylans und wirkt über DNA-Replikationshemmung auf sich rasch teilende Zellen wie zum Beispiel die des lymphatischen Systems. Die in der MS angewandten Therapieschemata werden in Analogie zu den bereits als Standardtherapie anderer Autoimmunerkrankungen wie der Wegenerschen Granulomatose und der Lupus-Nephritis etablierten Schemata durchgeführt. CTX führt zu einer Reduktion der Lymphozyten und einer Verschiebung der CD4-/CD8-Ratio. Die bisher bei Multipler Sklerose mit CTX mit oder ohne Steroidapplikation durchgeführten Studie sind miteinander nur schwer vergleichbar, so dass kein abschließender Konsens darüber besteht, in welcher Dosis und in welchem Stadium der Erkrankung die Therapie durchgeführt werden sollte. Doppelblinde, randomisierte, plazebokontrollierte Studien liegen nicht vor. Die Studien schlossen eine gemischte Population von primär und sekundär chronisch-progredient erkrankten Patienten ein. Studien, die nur eine einmalige CTX-Applikation vornahmen, zeigten keine positiven Ergebnisse. Die Ergebnisse der bisherigen Studien [14,21] lassen vermuten, dass eine Induktionstherapie mit intravenösem CTX und nachfolgender Erhaltungstherapie (Auffrischinfusion alle 2 Monate) die Zahl der Schübe und die Progression bis zu 30 Monate vermindert oder aufhält, insbesondere bei jüngeren Patienten. Hierzu stehen zwei Protokolle zur Verfügung.

Cyclophosphamid-Protokoll mit Induktionsphase: Die Induktionsbehandlung erfolgt als Kurzinfusion mit 600 mg/m^2 Körperoberfläche in Kochsalzlösung über 30 Minuten an den Tagen 1, 4, 7, 10 und 13. Zeigen Differentialblutbilder während der Induktionsbehandlung eine Leukozytopenie von unter 4000 oder eine Lymphopenie von unter 5%, wird die Behandlung beendet. Es erfolgt die übliche Begleitmedikation mit Mesna zur Minderung der Blasentoxizität, mit Antiemetika und Prednisolon. Nach der Induktionstherapie werden jeden 2. Monat Auffrischungsinfusionen mit 700 mg/m^2 Körperoberfläche verabreicht.

Cyclophosphamid-Protokoll ohne Induktionsphase: Da man davon ausgehen kann, dass die Erhaltungstherapie für den Therapieerfolg wichtiger ist als die hochdosierte Induktionstherapie, erscheint es möglich, die Induktionstherapie durch eine hochdosierte Steroidtherapie zu ersetzen. In Ablehnung zur Lupus-Nephritis wird hierbei über 9 Monate jeweils eine Cyclophosphamid-Applikation pro Monat bis auf eine Maximaldosis von 1000 mg/m^2 Körperoberfläche durchgeführt. Im Anschluss daran werden sechs Infusionen mit der ermittelten Mindestdosis im Abstand von 2 Monaten und dann drei Infusionen im Abstand von 3 Monaten verabreicht, bevor die Behandlung beendet wird. Dieses Schema zeichnet sich insbesondere durch eine bessere Verträglichkeit als das erstgenannte Schema aus. Beide Schemata umfassen relevante Lympho- und Leukopenien mit Infektanfälligkeit, Blasentoxizität, Übelkeit und Erbrechen sowie Haarausfall als akute Nebenwirkungen (vgl. Kapitel 3.7, Abb. **2**).

Mitoxantron (Novantron®)

Dieses aus der onkologischen Therapie bei Mammakarzinomen und Leukämien bekannte Anthrazyklinderivat wirkt vom Prinzip ähnlich wie Cyclophosphamid und wird alternativ zu diesem in derselben Indikation eingesetzt. Die Studienlage zur Therapie der chronischen Verlaufsformen der MS ist ausgesprochen spärlich. In Studien zur Schubfrequenzsenkung der RR-MS wurden zum Teil sekundär chronisch progrediente Patienten miteingeschlossen, in einigen dieser Studien zeigte sich eine Progredienzbremsung und Verringerung der MRT-Läsionsaktivität [19]. Nur eine Studie untersuchte 194 Patienten mit sekundär chronisch-progredienter Verlaufsform. Hier zeigte sich ein dosisabhängiger Effekt auf die Schubrate [12]. Ergebnisse einer Studie bei primär chronischer Form liegen erst bezüglich der Vertäglichkeit, nicht jedoch zur Wirksamkeit vor. Frühere kontrollierte Studien über diesen Anwendungsbereich gibt es nicht.

Mitoxantron wird als Einzelinfusionen (10 bis 12 mg/m^2 Körperoberfläche) in 250 mg Kochsalzlösung über 30 Minuten verabreicht. Die Gabe der üblichen antiemetischen Therapie mit Metoclopramid 2 mg oder Ondansetron 8 mg erfolgt 30 Minuten zuvor. Es wird nachfolgend alle 3 Monate eine Auffrischungsinfusion nach dem gleichen Schema gegeben (vgl. Kapitel 3.7, Abb. 1). Die Akuttoxizität dieser Behandlung ist deutlich niedriger als die der Cyclophosphamid-Behandlung, allerdings ist Mitoxantron eine den Anthrazyklinderivaten übliche kumulative Kardiotoxizität eigen. Kardiomyopathien und Abfälle der Injektionsfraktion werden in der Regel jedoch nur in Dosen über 140 mg/m^2 Körperoberfläche beobachtet. Eine kumulative Dosis bis 100 mg/m^2 scheint frei von Kardiotoxizität zu sein. Dieses gilt allerdings nur für nicht kardial vorgeschädigte Patienten, so dass jeder Patient vor Beginn der Therapie und ein Jahr später ein EKG und Echokardiogramm erhalten sollten. Die Dauer der Therapie ist durch die vorgeschilderte Höchstdosis auf 2 Jahre begrenzt. Insgesamt liegt mit Mitoxantron weniger Behandlungserfahrung vor als mit Cyclophosphamid.

Methotrexat

Obwohl 1995 die nach einer Studie von Goodkin et al. [10] vorgelegten Ergebnisse bei sekundär und primär chronisch-progredientem Verlauf der MS mit einer einmal wöchentlich oralen Gabe von 7,5 mg Methotrexat über 2 Jahre erfolgversprechend erschien bezüglich einer Progression der Funktionseinschränkung der Arme und geringer Nebenwirkungen, haben nachfolgende Studien diese Ergebnisse nicht replizieren können. Dementsprechend ist derzeit bei chronischen Verlaufsformen Methotrexat in oraler Applikation nicht mehr zu empfehlen.

Andere Immunsuppressiva

Azathioprin: Die bezüglich der Patientenzahl größte plazebokontrollierte Studie wurde 1989 von Ellison et al. publiziert [4]. Dabei wurden 95 Patienten mit einer chronisch progredienten Form einer MS eingeschlossen und dreiarmig randomisiert mit Azathioprin und Methyprednisolon, mit Azathioprin allein oder mit Plazebo behandelt. Dabei zeigte sich allenfalls ein Trend zur Verlangsamung der Progression durch Azathrioprin, der statistisch jedoch nicht signifikant war. Insgesamt besteht heute allgemein die Meinung, dass Azathioprin in der Behandlung der chronisch progredienten MS unwirksam ist. 1996 wurde eine dänische Studie durchgeführt, die den Einfluss einer Plasmapherese mit gleichzeitiger Verabreichung von Azathioprin auf die Anzahl der MRT-Herde („lesion-load") im Cross-over-Design an 11 Patienten untersuchte. Dabei wurde kein signifikanter Unterschied für die Anzahl der kontrastmittelaufnehmenden Herde und für die Entstehung neuer Läsionen gefunden. Insgesamt muss daher festgestellt werden, dass Azathioprin in der Behandlung der progredienten MS keine gesicherte Wirksamkeit besitzt.

Cladribin: Bei intravenöser Applikation über ein Portsystem zeigte sich bei 51 Patienten mit gemischter CPMS ein geringer positiver Effekt [1,18], bei allerdings sehr hohen Nebenwirkungen (Knochenmarksdepletion, Hepatitis). Obwohl die Verträglichkeit gut war, steht die abschließende Beurteilung der Wirksamkeit von Cladribin s.c. noch aus [17]. In kleineren Studien hatte sich eine gewisse Wirkung gezeigt, allerdings kann aufgrund der geringen Erfahrungen, auch für die orale Applikationsform, keine Therapieempfehlung ausgesprochen werden.

Cyclosporin: In einer größeren, doppelblind plazebokontrollierten Studie bei chronisch-progredientem Verlauf war die Krankheitsverzögerung gering, die Toxizität aber hoch [15], so dass keine Therapieempfehlung gegeben werden kann.

Linomid: Studien mit Linomid mussten in der Phase III wegen schwerer kardialer Nebenwirkungen abgebrochen werden.

Desoxyspergualin: Deoxispergualin (DSG) ist ein potentes Immunsuppressivum, welches auch in der Transplantatabstoßungsprävention eingesetzt wird. Sein genauer molekularer Wirkmechanismus ist unklar, es scheint sowohl auf Enzyme als auch auf die Reifung von T- und B-Lymphozyten sowie Makrophagen einen hemmenden Effekt zu haben. Letztlich konnte DSG in plazebokontrollierten Studien seine Wirksamkeit nicht belegen, auch bestehen nach wie vor nur geringe praktische Erfahrungen mit diesem Präparat. Es sollte dementsprechend nicht empfohlen werden.

Immunglobuline

Trotz ihres möglichen günstigen Effektes auf die Remyelinisierung und der positiven Ergebnisse einer kontrollierten Studie [8] mit monatlichen Immunglobulin-Infusionen in einer Dosierung von 0,15 bis 0,2 g/kg Körpergewicht (günstiger Effekt auf Schubrate und Progression) gibt es noch keine plazebokontrollierten Studien, die die Wirksamkeit der intravenösen Immunglobuline bei der chronisch-progredienten MS belegen [13]. In Ausnahmefällen erscheint eine Therapie mit Immunglobulinen allerdings aufgrund der geringen Nebenwirkungen gerechtfertigt, insbesondere bei den seltenen Patienten mit einer Multiplen Sklerose und gleichzeitig vorliegender peripherer demyelinisierender Neuropathie [20].

Nicht-medikamentöse Behandlungsformen

Plasmapherese: Aufgrund der relativ hohen Invasivität und der nicht gesicherten Wirksamkeit sollte die Plasmapherese in Einzelfällen foudroyanten Verläufen mit enzephalitischen Bildern vorbehalten bleiben, die nicht steroidsensibel sind. Studien, die die Wirksamkeit der Plasmapherese bei chronisch-progredienten Verläufen belegen, stehen nicht zur Verfügung.

Extrakorporale Photopherese: Die aus der Behandlung kutaner T-Zell-Lymphome stammende Therapiemodalität der extrakorporalen Photopherese wurde bei MS-Patienten in progressiven Stadien über 2 Jahre untersucht. Obwohl diese Behandlungsmodalität nebenwirkungsarm und sicher war, zeigte sich keine Beeinflussung des MS-Verlaufes [16]. Dementsprechend kann sie nicht empfohlen werden.

Ganzkörperbestrahlung: Obwohl in Einzelfallberichten die Bestrahlung des gesamten lymphatischen Systems bei progressiven MS-Patienten Wirksamkeit zeigt, konnten diese Ergebnisse einer randomisierten doppel-blinden plazebokontrollierten Studie der Ganzkörperbestrahlung nicht standhalten. Dementsprechend kann diesbezüglich keine Behandlungsempfehlung bei chronisch-progressivem MS-Verlauf ausgesprochen werden.

Knochenmarkstransplantation: Auch wenn aus theoretischer Sicht diskutiert werden kann, dass eine Knochenmarkstransplantation auch bei MS günstig wirken könnte, erscheint diese aufgrund der hohen Mortalität und Morbidität kaum zu rechtfertigen. Plazebokontrollierte Studien stehen derzeit nicht zur Verfügung; eine neuere griechische Studie [7] untersuchte die autologe Stammzelltransplantation bei 24 Patienten mit progressiver Multipler Sklerose. Die Patienten wurden mit Hochdosis-Chemotherapie nach dem BEAM-Regime mit nachfolgendem autologem Blutstammzell-Rescue und Antithymozytenglobulin behandelt. Ein Patient starb an einer Aspergillose, in einem Fall entwickelte sich eine Autoimmunthyreoiditis als Nebenwirkung. 40 % der Patienten zeigten eine milde und vorübergehende Neurotoxizität. 18 von 24 Patienten zeigten sich im Verlauf stabilisiert oder gebessert, bei fünf Patienten war die Erkrankung weiterhin progredient. Von den gebesserten oder stabilisierten Patienten blieben neun in einem stabilen Zustand, die anderen neun erlitten weitere schubweise Verschlechterungen oder verschlechterten sich langsam schleichend. Obwohl die Autoren die Ergebnisse günstiger als andere Therapieoptionen bewerten, muss das Verfahren aufgrund der hohen Mortalität und Morbidität mit Skepsis betrachtet werden. Da die KMT eine Hochdosis-Chemotherapie einschließlich Cyclophosphamid-Applikation beinhaltet, können die positiven Ergebnisse letztlich nicht nur der autologen Blutstammzelltransplantation zugeschrieben werden. Die Ergebnisse erscheinen somit auch nicht günstiger als die einer alleinigen Zytostatikaapplikation in den gängigen MS-Schemata. Dementsprechend kann keine Therapieempfehlung gegeben werden.

Pragmatische Therapie der chronisch-progredienten Multiplen Sklerose

Sekundär chronisch-progrediente MS: Therapie mit Beta-Interferon als Basistherapie beibehalten, während dieser Behandlung zusätzlich mehrfache Versuche einer Steroidstoßtherapie. Bei Nichtansprechen und ständiger Verschlechterung mit drohender Rollstuhlpflichtigkeit immunsuppressive Therapie mit Cyclophosphamid oder Mitoxantron erwägen.

3.9 Behandlungsansätze bei chronisch-progredientem Verlauf

Primär chronisch-progrediente MS: Mehrfache Versuche mit einer Glukokortikoidstoßtherapie, ggf. monatlich, sind zu erwägen. Bei Nichtansprechen als Heilversuch immunsuppressive Therapie mit Cyclophosphamid oder Mitoxantron unter den gleichen Kautelen wie bei der sekundär chronisch-progredienten Form.

Zusammenfassung

Die Therapiemöglichkeiten der chronisch-progredienten Verlaufsformen, insbesondere der primär progredienten, sind bisher sehr begrenzt. Alle aufgezeigten Therapiemodalitäten bedürfen daher immer bei guter Kenntnis des Patienten sowie seiner wahrscheinlichen Prognose einer kritischen Indikationsstellung. Dementsprechend sollten insbesondere die Therapien mit Immunsuppressiva nur an Zentren durchgeführt werden, die mit diesen Modalitäten ausreichende Erfahrungen haben. Aufgrund der relativ hohen Akuttoxizität von Cyclophosphamid kann derzeit wegen besserer Verträglichkeit Mitoxantron der Vorzug gegeben werden. Allerdings ist dieses durch seine kumulative Dosis in der Anwendung beschränkt und so nur für eine begrenzte Zeitspanne von etwa 2 Jahren einzusetzen. Die begrenzten Möglichkeiten in der Therapie der chronischen MS belegen die Notwendigkeit, weitere Therapiemodalitäten zu suchen. Derzeitige Studien untersuchen die mögliche Rolle von Kombinationstherapien (Azathioprin + IFN-β, Cyclophosphamid intravenös + IFN-β, Glatirameracetat + IFN-β). Die Therapie der chronisch-progredienten Verlaufsformen bleibt sicher auch auf Weiteres die größte therapeutische Herausforderung.

Literatur

[1] Beutler E, Sipe JC, Romine JS, et al. The treatment of chronic progressive multiple sclerosis with cladribine. Proc Natl Acad Sci 1996; 93: 1716–1720

[2] Cazzato G, Antonello RM, Zorzon M, et al. Treatment of multiple sclerosis. The present and the future. Study Group on Diagnosis and Therapy of Multiple Sclerosis. Recenti Prog Med 1999; 90: 538–544

[3] Cazzato G, Mesiano T, Antonello R, et al. Double-blind, placebo-controlled, randomized, crossover trial of high-dose methylprednisolone in patients with chronic progressive forms of multiple sclerosis. Eur Neurol 1995; 35: 193–198

[4] Ellison GW, Myers LW, Mickey R, et al. (1989). A placebo-controlled, randomised, double-masked, variable dosage, clinical trial of azathioprine in multiple sclerosis. Neurology 1989; 39: 1018–1026

[5] Elovaara I, Ukkonen M, Leppakynnas M, et al. Adhesion molecules in multiple sclerosis: relation to subtypes of disease and methylprednisolone therapy. Arch Neurol 2000; 57: 546–551

[6] European Study Group on Interferon β-1b in Secondary Progressive MS. Placebo-controlled multicentre randomised trial of interferon β-1b in treatment of secondary progressive multiple sclerosis. Lancet 1998; 352: 1491–1497

[7] Fassas A, Anagnostopoulos A, Kazis A, et al. Autologous stem cell transplantation in progressive multiple sclerosis – an interim analysis of efficacy. J Clin Immunol 2000; 20: 24–30

[8] Fazekas F, Deisenhammer F, Strasserfuchs S, et al. Randomised placebo-controlled trial of monthly intravenous immunglobulin therapy in relapsing – remitting multiple sklerosis. Lancet 1997; 349: 589–593

[9] Ge Y, Grossmann RI, Udupa JK, et al. Brain atrophy in relapsing-remitting multiple sclerosis and secondary progressive multiple sclerosis: Longitudinal quantitative analysis. Radiology 2000; 214: 665–670

[10] Goodkin DE, Rudick RA, VanderBrug Medendorp S, et al. Low-dose (7,5 mg) oral methotrexate reduces the rate of progression in chronic progressive multiple sclerosis. Ann Neurol 1995; 37: 30–40

[11] Goodkin DE, Kinkel RP, Weinstock-Gutmann B, et al. A phase II study of i.v. methylprednisolone in secondary-progressive multiple sclerosis. Neurology 1998; 51: 239–245

[12] Hartung HP, Gonsette R. Mitoxantrone in Progressive Multiple Sclerosis (MS): Clinical results at Three-Year Follow-Up of the MIMS Trial. Mult Scler 1999;5: Suppl.1

[13] Lisak RP. Intravenous immunoglobulins in multiple sclerosis. Neurology 1998; 51: Suppl 5: 25–29

[14] Mackin GA, Dawson DM, Hafler DA, et al. Treatment of multiple sclerosis with cyclophosphamide. In: RA Rudick, DE Goodkin (Hrsg.) Treatment of Multiple Sclerosis -Trial Design, Results and Future Perspectives. London: Springer, 1992, 199–216

[15] Multiple Sclerosis Study Group. Efficacy and toxicity of cyclosporine in chronic progressive multiple sclerosis: A randomized, double-blinded, placebo-controlled clinical trial. Ann Neurol 1990; 27: 591–605

[16] Rostami AM, Sater RA, Bird SJ, et al. A double-blind, placebo-controlled trial of extracorporeal photopheresis in chronic progressive multiple sclerosis. Mult Scler 1999; 5: 198–203

[17] Selby R, Brandwein J, O'Connor P. Safety and tolerability of subcutaneous cladribine therapy in progressive multiple sclerosis. Can J Neurol Sci 1998; 25: 295–299

[18] Sipe JC, Romine JS, Koziol JA, et al. Cladribine in treatment of chronic progressive multiple sclerosis. Lancet 1994; 344: 9–13

[19] Spuler S, Hohlfeld R. Aktuelle Therapie der Multiplen Sklerose: Mitoxantron Nervenarzt 1994; 65: 136–138

[20] Stangel M, Boegner F, Klatt CH, et al. Placebo controlled pilot trial to study the remyelinating potential of intravenous immunoglobulins in multiple sclerosis. J Neurol Neurosurg Psychiatry 2000; 68: 89–92

[21] Weiner HL, Mackin GA, Orav EJ, et al. Intermittent cyclophosphamide pulse therapy in progressive multiple sclerosis: Final report of the Northeast Cooperative Multiple Sclerosis Treatment Group. Neurology 1993; 43: 910–918

[22] Zimmermann C, Walther EU, Goebels N, et al. Interferon beta-1b for treatment of secondary chronic progressive multiple sclerosis. Nervenarzt 1999; 70: 759–763

3.10 Symptomatische Therapie

V. Limmroth, O. Kastrup und L. Hubrecht

Neben den spezifischen Defiziten, die MS-Patienten im Rahmen ihrer Erkrankung im Bereich des motorischen, sensiblen, zerebellären oder auch kognitiven Bereiches erleben, entstehen im weiteren Verlauf der Erkrankung bei vielen Patienten Symptome, die zwar nicht kausal behandelt werden können, aber doch einer symptomatischen Therapie zugänglich sind. Nicht selten beeinträchtigen diese Symptombereiche die Lebensqualität des Patienten erheblich, so dass die optimale symptomatische Behandlung sehr wichtig wird. Die häufigsten Symptombereiche, die MS-Patienten als subjektiv besonders beeinträchtigend empfinden, sind
— chronische Schmerzen,
— chronische Energielosigkeit und Müdigkeit (Fatigue-Syndrom),
— Spastizität,
— Tremor,
— Depressionen,
— Störungen der Blasen- und Mastdarmfunktion.

Im Folgenden soll auf die einzelnen Symptomkomplexe eingegangen und bewährte Behandlungskonzepte beschrieben werden.

Behandlung chronischer Schmerzen

Rund 50 % aller MS-Patienten klagen, im Verlauf ihrer Erkrankung unter chronischen Schmerzen zu leiden. Bei immerhin 11 % der MS-Patienten ist ein Schmerzsyndrom sogar das initiale Symptom der Erkrankung [1]. Trotz der hohen Zahl an MS-Patienten, die unter Schmerzsyndromen leiden, existieren nur zwei prospektive kontrollierte Therapiestudien zur Behandlung von Schmerzsyndromen im Rahmen einer MS-Erkrankung. Auch über die spezifische Pathophysiologie ist bisher wenig bekannt. Hinsichtlich der Wirksamkeit spezifischer Pharmaka, die nicht aus der Gruppe der Analgetika stammen, wie etwa dem Natriumkanal-Blocker Carbamazepin, werden in jüngster Zeit zumindest für neuropathisch erscheinende Schmerzsyndrome die Ersatzmechanismen als ursächlich diskutiert, die nach der Demyelinisierung einsetzen (s. Kapitel 1.2), wie etwa die vermehrte Expression von Natriumkanälen auf dem Axon. Bis zur genaueren Klärung der pathophysiologischen

Mechanismen sollte die Einteilung der Schmerzsyndrome in Anlehnung an die allgemeine Schmerztherapie erfolgen. Danach können Schmerzsyndrome in der MS wie folgt eingeteilt werden:
- neuropathische Syndrome (Dysästhesien, Hyperpathien, Allodynien und Schmerzen brennenden oder auch neuralgifomen Charakters),
- somatisch nozizeptive Syndrome (Rückenschmerzen, Schmerzen bei degenerativen Begleitsyndromen, Osteoporose oder schmerzhafte Spasmen),
- distal nozizeptive Syndrome (Schmerzen bei Spasmen der Blase oder im Bereich des Beckens).

Neuropathische Schmerzsyndrome können durch Läsionen an allen Stellen des Nervensystems entstehen und werden von MS-Patienten am häufigsten beklagt. Charakteristisch ist hier ein brennender, dysästhetischer Schmerz, teilweise paroxysmal neuralgiform auftretend, der auch durch nicht-nozizeptive Reizung (Allodynie) ausgelöst werden kann.

Das häufigste neuropathische Syndrom der MS-Patienten ist sicherlich die Trigeminus-Neuralgie, die nicht selten als Erstsymptom auffällig wird. Da Trigeminus-Neuralgien typischerweise ein Schmerzsyndrom des späteren Lebensalters sind, sollte bei allen Patienten mit Trigeminus-Neuralgien unter 40 Jahren, die erstmalig unter einer Trigeminus-Neuralgie leiden, an eine MS gedacht werden. Nicht selten treten bei MS-Patienten Trigeminus-Neuralgien auch beidseitig auf. Als ursächlich wird ein demyelinisierender Plaque im Bereich der Pons angenommen, doch konnten auch andere Lokalisationen nachgewiesen werden. Im Bereich des Rumpfes und der Extremitäten werden ferner Schmerzen strang- oder ringförmigen Charakters beschrieben, weniger häufig sind dagegen radikuläre Schmerzsyndrome oder Schmerzen einer Körperhälfte. Nicht selten beklagen Patienten ferner eine spürbare Zunahme der Schmerzsyndrome gegen Abend oder auch nachts in Verbindung mit Unruhezuständen, dann insbesondere im Bereich der unteren Extremitäten.

Therapie neuropathischer Schmerzsyndrome

Auch bei denkbar knapper Studienlage erscheint Carbamazepin (600–1200 mg) als Mittel der ersten Wahl. Vereinzelt können aber bereits Dosierungen ab 100 mg wirksam sein, so dass in jedem Fall ein individuelles Auftitrieren erfolgen sollte. In jeweils einzelnen kontrollierten Studien konnten auch für Gabapentin (800–2400 mg) und Lamotrigin (50–300 mg) schmerzreduzierende Effekte nachgewiesen werden

[3, 4]. Erfahrungsgemäß sind sie jedoch als Monotherapie bei Versagen von Carbamazepin ebenfalls nicht ausreichend wirksam. Hier bietet sich dann eine Kombination der Präparate, insbesondere Carbamazepin mit Gabapentin oder auch mit einem Thymoleptikum wie Amitriptylin an. Die Kombination von Substanzen mit einem ähnlichen oder identischen Wirkungsmodus (Carbamazepin und Phenetoin oder Carbamazepin und Lamotrigin) sollte vermieden werden. Über die Verwendung des besser verträglichen Oxacarbazepin (Trileptal®) liegen insbesondere bei Kombinationen noch keine Erfahrungen vor. Auch der Einsatz neuerer Antikonvulsiva wie Topiramat (Topamax®, cave: Verstärkung von Müdigkeit und kognitiven Defiziten) kann bei Versagen der vorgenannten Substanzen versucht werden, doch liegen auch hierfür keine Studien vor. Die Gabe von Opiaten hingegen sollte vermieden bzw. nur als letzte Alternative gewählt werden, da Opiate bei neuropathischen Schmerzsyndromen nur begrenzt wirksam sind und – wie auch Topiramat – bereits bestehende Müdigkeit oder kognitive Defizite weiter verstärken. Einfache Analgetika oder nicht-steroidale Antirheumatika sind bei neuropathischen Schmerzsyndromen erfahrungsgemäß kaum wirksam, können jedoch als Beimedikation versucht werden. In diesem Zusammenhang sei noch einmal erwähnt, dass diese Therapieempfehlungen in Ermangelung ausreichend validierter Studien im Wesentlichen auf empirischer Grundlage entstanden sind. Eine Übersicht der Substanzen der ersten Wahl gibt Tab. 1.

Tab. 1 Substanzen zur Therapie neuropathischer Schmerzsyndrome

Name der Substanz	Startdosis (mg)	Zieldosis (mg)	Bemerkungen
Carbamazepin (z. B. Tegretal®)	100–200	600–1200	Dosierung anhand von Serumspiegeln kontrollieren
Gabapentin (Neurontin®)	400–800	1600–3600	zu Beginn Müdigkeit, sonst gute Verträglichkeit, gut zur Kombination geeignet
Lamotrigin (Lamictal®)	25–50	200–300	langsam aufdosieren
Topiramat (Topamax®)	25–50	300–600	cave: Müdigkeit und Verstärkung kognitiver Defizite
Amitriptylin (z. B. Saroten®)	25–50	150–300	cave: anticholinerge Nebenwirkungen

Therapie somatisch nozizeptiver Schmerzen

Rückenschmerzen und schmerzhafte tonische Spasmen sind die häufigsten Typen in der Gruppe der somatisch nozizeptiven Schmerzsyndrome. Rückenschmerzen sind dabei in der Regel örtlich lokalisiert und seltener radikulären Typs. Ursächlich kommen hier neben der im Verlauf der Erkrankung häufig zunehmenden Bewegungsarmut vor allem Fehlhaltungen und Fehlbelastungsfolgen in Betracht. Auch osteoporotisch bedingte Rückenschmerzen sind nicht selten bei MS-Patienten zu finden. Auch diese beruhen in der Regel auf der zunehmenden körperlichen Inaktivität in Verbindung mit dem unter Umständen häufigen Gebrauch von Kortikosteroiden.

Der osteoporotische Rückenschmerz ist noch genauer lokalisierbar als der degenerativ bedingte Rückenschmerz. Therapie der Wahl sind hier vor allem nicht-steroidale Antiphlogistika oder auch niederpotente Opiate mit einer kurzen Halbwertzeit. In diesem Zusammenhang kann die Notwendigkeit regelmäßiger krankengymnastischen Übungsbehandlungen nicht oft genug betont werden, die immer ein fester Bestandteil des Therapiekonzeptes sein sollte.

Schmerzhafte tonische Spasmen können alle Extremitäten betreffen und dauern in der Regel von einigen Sekunden bis wenigen Minuten. Auch wenn dieser nozizeptive Schmerz peripher entsteht, liegt die Ursache natürlich in Gehirn oder Rückenmark, so dass die Behandlung aus GABA-ergen Substanzen wie Benzodiazepinen oder Baclofen besteht. Auch Gabapentin konnte inzwischen in der Behandlung von Spasmen erfolgreich getestet werden. Die Dosierungen entsprechen hier auch den sonst üblichen.

Therapie distal nozizeptiver Schmerzen

Der am meisten verbreitete Schmerz dieser Form ist der schmerzhafte Blasenspasmus, der von Inkontinenz begleitet sein kann. Einzelne offene Studien haben hierbei eine positive Wirkung von intrathekalen Baclofen-Applikationen berichtet. Vereinzelt diskutieren einige Autoren auch die Möglichkeit einer intravesikalen Denervation. Bei paroxysmal auftretenden Schmerzen ist eine Therapie mit Carbamazepin nach dem üblichen Schema sinnvoll.

Behandlung von Energielosigkeit, Leistungsabfall, Fatigue-Syndrom

Chronische Müdigkeit und Energielosigkeit im Sinne eines Fatigue-Syndroms werden von bis zu 75 % aller MS-Patienten beklagt und stellen insbesondere für Patienten, die aufgrund einer sonst geringgradigen körperlichen Behinderung weiterhin beruflich tätig sind, subjektiv die Hauptbelastung dar. Pathophysiologisch ist dieser Symptomkomplex jedoch wenig untersucht und unklar. Auch hier bestehen nur wenige klinische Studien, die klare Empfehlungen zur Behandlung dieses Komplexes zulassen. Die im Folgenden diskutierten therapeutischen Möglichkeiten beruhen daher entweder auf kleinen offenen Studien oder Erfahrungswerten vieler Kollegen.

Pathogenese

Die Pathogenese der schnellen Ermüdbarkeit bzw. des Fatigue-Syndroms ist nach wie vor unklar. Ähnlich den kognitiven Defiziten (s. Kapitel 2.2) ist dieser Symptomenkomplex nicht eindeutig mit dem Grad der Behinderung assoziiert. Symptome wie Ermüdbarkeit und Energielosigkeit sind zwar sehr subjektiv und werden durch psychologische Faktoren beeinflusst, doch konnten mehrere Studien gut belegen, dass der gesamte Symptomenkomplex unabhängig von der Entwicklung depressiver Stimmungslagen entstehen kann, so dass ein anderer pathophysiologischer Mechanismus angenommen werden muss. Ein verläßlicher Entzündungsmarker oder neuroendokrinologischer Marker als Parameter für den Grad von Fatigue konnte bisher nicht gefunden werden. Es wird daher diskutiert, dass am ehesten allgemeine immunologische Faktoren zur Entstehung und Ausprägung des Fatigue-Syndroms beitragen. Dafür spricht auch die Tatsache, dass bei vielen Patienten eine vorübergehende Verstärkung der Fatigue-Symptomatik nach Einleitung der Interferon-Therapie zu beobachten ist. Unter den verschiedenen Zytokinen sind insbesondere IL-1, TNF-α und die Induktion von IL 6 mit der Ausprägung der Symptomatik assoziiert worden [2]. Darüber hinaus ist eine Affektion der neuroendokrinologischen Achse denkbar, die insbesondere den allgemeinen zerebralen Stoffwechsel beeinflusst. So konnten PET-Untersuchungen an MS-Patienten eine signifikante Korrelation zwischen Ausmaß des Fatigue-Syndroms und des allgemeinen Glukose-Metabolismus zeigen [6]. Aber auch die Beeinflussung anderer Neurotransmitter-Systeme, insbesondere serotoninerger Bahnen, die Aufmerksamkeit und Wachheitsgrad beeinflussen, werden diskutiert.

Behandlungsstrategien im klinischen Alltag

Die Therapie dieses Symptomenkomplexes sollte stufenweise erfolgen und medikamentöse wie nicht-medikamentöse Ansätze umfassen. Vor Einleitung einer spezifischen Therapie sollten jedoch andere symptomatische Ursachen ausgeschlossen werden, so dass Folgendes zu prüfen ist:
- Steht die gegenwärtige Ermüdungssymptomatik im Zusammenhang mit einem (vor kurzem) stattgehabten oder sich ankündigenden Schubes?
- Bestehen aktuell Infektionen oder andere Belastungen (z. B. Erhöhung der Körpertemperatur)?
- Ist die Symptomatik Nebenwirkung von neu angesetzten Substanzen wie Muskelrelaxantien, Betablockern, Benzodiazepinen, Antibiotika o. ä.?
- Ist die Symptomatik möglicherweise Ausdruck eines depressiven Zustandsbildes?
- Und letztlich: sind andere symptomatische Ursachen ausgeschlossen wie Schilddrüsenunterfunktion, Anämie, Elektrolytentgleisungen, Leberfunktionsstörungen sowie anderen Stoffwechselerkrankungen (vor Initiierung einer spezifischen Therapie sollten daher die wichtigsten Laborparameter überprüft werden)?

Therapiemöglichkeiten

In Deutschland sind die Therapieoptionen bisher relativ begrenzt, da insbesondere die große Gruppe der Psychostimulantien anders als in den angelsächsischen Ländern schlechter untersucht und weniger etabliert ist. Keines der Präparate besitzt im deutschsprachigen Raum für die Therapie des Fatigue-Syndroms bei MS-Patienten eine Zulassung.

Amantadin: Initial als Virostatikum entwickelt, gibt es Hinweise, dass die Substanz durch NMDA-modulierende Wirkung die Aktivität der Formatio reticularis erhöht und damit den Wachheitsgrad steigern kann. Es ist die bisher am besten untersuchte Substanz zur Behandlung dieses Symptomkomplexes. Aufgrund seiner guten Verträglichkeit können relativ unproblematisch Dosierungen von 200–300 mg/d eingesetzt werden. In mehreren Studien konnte eine signifikante Besserung gegenüber Plazebo dokumentiert werden. Nur in vereinzelten Fällen muss mit zentralnervösen Nebenwirkungen wie Schlafstörungen, psychischer Unruhe oder optischen Halluzinationen gerechnet werden. Diese Nebenwirkungen treten jedoch eher bei prädisponierten Personen (ältere Patienten, Parkinson-Patienten) auf und werden bei MS-Patienten nur sehr selten beobachtet.

Temolin (Tradon®): Diese Substanz ist in Deutschland insbesondere für die Behandlung des hyperkinetischen Syndroms im Kindesalter zugelassen. In einer amerikanischen Studie war sie in einer Dosierung von 20 – 40 mg/d zwar wirksamer als Plazebo, in einer Vergleichsstudie jedoch dem Amantadin nicht überlegen.

Modafidil (Vigil®): In einer kürzlich veröffentlichten plazebokontrollierten amerikanischen Studie [5] zeigte sich bei 72 Patienten in einer Dosierung von 200 mg/d eine signifikante Verbesserung der gesamten Symptomatik bei guter Verträglichkeit und wenigen Nebenwirkungen. Die Dosierung kann im Einzelfall auf bis 400 mg/d erhöht werden. Vergleichsstudien mit Amantadin existieren bisher jedoch nicht. Eigene Erfahrungen der Autoren mit Modafidil bestätigen die gute Wirkung und Verträglichkeit der Substanz. Die Substanz ist in Deutschland jedoch BTM-pflichtig. Klarer Nachteil ist ferner der hohe Preis (20 Tabletten à 100 mg = DM 127,– = Tagestherapiekosten ca. DM 25.–).

Andere Stimulantien: Studien oder Erfahrungen mit anderen Psychoanaleptika wie Amphetaminil (AN 1®), Phenetyllin (Captagon®), Methylphenydat (Ritadin®) bestehen derzeit nicht. Doch ist auch von diesen Substanzen eine positive Beeinflussung des Symptomkomplexes zu erwarten. Einschränkend muss hinzugefügt werden, dass die gesamte Substanzgruppe der Psychoanaleptika die Krampfbereitschaft erhöhen kann, so dass diese Substanzen für Patienten mit zerebralen Krampfanfällen in der Vorgeschichte ungeeignet sind.

Nicht pharmakologische Therapieansätze

Einige wenige Studien beschäftigen sich mit nicht-medikamentösen Therapiekonzepten zur Behandlung von Fatigue-Syndromen. Dabei konnte in zwei Studien dokumentiert werden, dass regelmäßige sportliche Betätigung zu einer deutlichen Verminderung des Fatigue-Gefühls beitragen konnte. Problematisch hierbei bleibt jedoch, dass die sportliche Betätigung nur so weit geführt werden darf, dass die Körperkerntemperatur nicht wesentlich erhöht wird, da sonst mit einer Verstärkung der allgemeinen Symptome gerechnet werden muss. Wichtig in diesem Zusammenhang scheint jedoch auch die Aufklärung des Patienten, dass Symptome wie Energielosigkeit und Leistungsminderung als Symptom der Grunderkrankung zu werten sind. Die gut strukturierte

Planung des Alltags, eine ausgeglichene Lebensführung mit ausreichend Schlaf und regelmäßiger adäquater sportlicher Betätigung bieten damit den besten nicht-medikamentösen Therapieansatz.

Differenzialtherapie

Da MS-Patienten nicht selten bereits verschiedene Medikamente dauerhaft einnehmen, sollte – sofern möglich und vertretbar mit einer nicht-medikamentösen Therapie begonnen werden. Als erster medikamentöser Therpieversuch sollte dann die Gabe von Amantadin und bei Versagen die Gabe von Psychostimulantien erfolgen. Bei Patienten, die neben einem ausgeprägten Fatigue-Syndrom unter depressiven Zustandsbildern leiden, sind zunächst Thymoleptika Mittel der ersten Wahl. Im weiteren Verlauf können bei fehlender Besserung der Fatigue-Symptomatik Amantadin oder Psychoanaleptika mit Trizyklika kombiniert werden. Im Einzelfall ist jedoch auf die Wechselwirkung insbesondere von Modafinil mit Trizyklika (Wirkungsabschwächung) zu achten. Aus der Gruppe der Thymoleptika haben sich in diesem Zusammenhang insbesondere Anafranil, Desipramin, Fluoxitin, Sertalin und Nefazodon in den üblichen Dosierungen bewährt (s. Tab. **2**, S. 128).

Wirkung der Prophylaxe

Sofern die bisherige Studienlage eine Beurteilung erlaubt, haben die immunmodulatorischen Substanzen, insbesondere die Gruppe der Interferone, keinen Einfluss auf die Ausprägung des Fatigue-Syndroms. Für Azathioprin, Copolymer-1 und die anderen zuvor besprochenen Immunsuppressiva liegen bisher keine Studienergebnisse im Hinblick auf eine Beeinflussbarkeit des Fatigue-Syndroms vor.

Behandlung der Spastizität

Die Pathophysiologie der Spastizität ist in den Details nach wie vor unklar. Im Wesentlichen kommt es zu einer Überaktivität der Motoneurone durch den Ausfall deszendierender inhibierender spinaler Bahnsysteme. Klinisch bedeutet dies für den Patienten neben einer verminderten Gebrauchsfähigkeit der betroffenen Extremität häufig auch ausgeprägte Schmerzen im Rahmen spontaner Muskelkrämpfe. Darüber hinaus kann die Spastik durch externe Triggerfaktoren weiter verstärkt werden. Auch hier sollte die Therapie in einem ausgewogenen Zusammenspiel von medikamentöser und nicht-medikamentöser Behandlung bestehen.

Medikamentöse Behandlung der Spastik

Inzwischen besteht eine Vielfalt von unterschiedlichen Substanzen und Ansätzen, die eine Therapie der Spastik ermöglichen. Im Hinblick auf das Verhältnis von Wirkung und Nebenwirkung können die derzeit zur Verfügung stehenden Substanzen in Mittel der ersten und zweiten Wahl eingeteilt werden. In der jüngeren Vergangenheit hat sich ferner bei schmerzhaften Spastiken die Injektion von Botolinumtoxin in einzelne Muskelgruppen bewährt. Als letzte Stufe der Spastikbehandlung steht die intrathekale Gabe von Baclofen.

Medikamente der ersten Wahl

- *Baclofen* (Lioresal®): wirkt als GABA-B-Agonist polysynaptisch auf spinaler Ebene und kann in einschleichender Dosierung von 2×5 mg/d verabreicht und in 10–20 mg Schritten pro Woche auf eine maximale Dosis von 80–150 mg/d gesteigert werden. Typische Nebenwirkungen sind Müdigkeit, Sedierung, Schwindel, Übelkeit, Muskelschwäche, in seltenen Fällen auch Verwirrtheitszustände und Psychosen.
- *Clonazepam* (Rivotril®): Benzodiazepin mit relativ kurzer Halbwertzeit, das über GABA-A-Rezeptoren inhibitorische Mechanismen erhöht. Die initiale Dosierung beträgt $2 \times 0{,}5$ mg/d und kann pro Woche um 2 mg gesteigert werden, sollte jedoch 6 mg/d nicht überschreiten. Typische Nebenwirkungen auch hier Benommenheit, Sedierung, Schwindel, verstärkter Appetit, wie bei allen Benzodiazepinen Toleranzentwicklung bei Langzeitbehandlung.

Mittel der zweiten Wahl

- *Tizanidin* (Sirdalud®) und *Clonidin* (Catapresan®): Beide Substanzen sind Agonisten an zentralen α_2-adrenergen Rezeptoren. Der genaue Wirkmechanismus im Zusammenhang mit der Reduktion der Spastik ist nicht vollständig geklärt. Am ehesten erfolgt die Wirkung über eine Hemmung der Freisetzung exzitatorischer Aminosäuren in spinalen Interneuronen. Die Dosierung des Tizanidins beginnt mit 3×2 mg/d und kann pro Woche um 8 mg gesteigert werden. Die maximale Dosis sollte 24 mg/die nicht überschreiten. Clonidin wird mit $2 \times 0{,}075$ mg/d aufdosiert und kann pro Woche um etwa die gleiche Dosis gesteigert werden. Die maximale Dosis sollte $3 \times 0{,}15$ mg/die nicht überschreiten. Typische Nebenwirkungen beider Substanzen sind neben Benommenheit und Schwindel eine

deutliche Senkung des Blutdruckes, Mundtrockenheit und Magen-Darm-Beschwerden.
- *Diazepam* (z. B. Valium®): Benzodiazepin mit langer Halbwertzeit führt zwar zu einer deutlichen Reduktion der spastischen Symptomatik, doch ist hier die Toleranzentwicklung vergleichsweise schnell. Typische Nebenwirkungen sind Benommenheit, Somnolenz, verstärkter Appetit, bei Langzeitanwendung neben der Toleranzentwicklung jedoch auch Schlaflosigkeit und Angstzustände.
- *Tetrazepam* (z. B. Musaril®): ist in Studien zur Beeinflussung der Spastizität weniger gut untersucht als die vorgenannten Benzodiazepine. Die Toleranzentwicklung ist hier jedoch weniger stark ausgeprägt als beim Diazepam. Die initiale Dosierung beträgt 25 mg/d und kann langsam auf maximal 200 mg/d aufdosiert werden.
- *Dantrolen* (Dantamacrin®): Hydantoinderivat, wirkt direkt an den kontraktilen Elementen der Muskelfaser und vermindert die Freisetzung von Kalzium aus dem sarkoplasmatischen Retikulum. Die Erfahrungen in der Behandlung der Spastizität bei MS-Patienten sind bisher jedoch begrenzt. Die initiale Dosierung beginnt mit 2×25 mg/d und kann um die gleiche Dosis pro Woche auf maximal 400 mg/d gesteigert werden. Neben den typischen Nebenwirkungen wie Sedierung und Benommenheit treten hier vor allem Übelkeit, Erbrechen, Durchfall und in seltenen Fällen schwere Leberschädigungen auf, da die Substanz fast ausschließlich über die Leber abgebaut wird. Schwere Verläufe sind insbesondere bei über 35-jährigen Frauen beschrieben worden, die gleichzeitig Östrogene einnehmen. Der Einsatz von Dantrolen sollte daher zurückhaltend unter regelmäßiger Kontrolle der Leberparameter erfolgen. Frauen unter Östrogenbegleittherapie sollten diese Substanz nur unter engmaschiger Kontrolle erhalten.
- *Gabapentin* (Neurontin®): In ersten Studien ist diese Substanz, die auf verschiedenen Ebenen auf den GABAergen Stoffwechsel Einfluss nimmt, in der Behandlung der Spastik bei MS-Patienten untersucht worden. Dabei konnten mehrere Studien einen positiven Effekt der Substanz nachweisen. Aufgrund des guten Nebenwirkungsprofiles kann Gabapentin langsam bis zu einer Dosis von 3600 mg aufdosiert werden. Hier sind jedoch weitere Studien zur Bestätigung dieser ersten Daten notwendig.

Weitere Therapieoptionen

- *Botulinum – Toxin* (Botox®, Dysport®): nebenwirkungsarme Option mit dem großen Vorteil, selektiv einzelne Muskeln zu behandeln, so dass zentrale und systemische Nebenwirkungen fast komplett vermieden werden können. Die Dosierung (zwischen 30 und 300 Einheiten pro Muskel) hängt dabei von der Größe des Muskels ab. Die Paralyse des Muskels beginnt nach ca. 24 bis 72 Stunden und erreicht ihren maximalen Effekt nach 5–14 Tagen. Der Effekt hält ca. 3–4 Monate an. Auswahl der Dosierung und Injektion der Substanz sollte jedoch nur durch geübte Kollegen oder an spezialisierten Zentren erfolgen.
- *Intrathekales Baclofen:* sehr effektive Therapie als letzte Möglichkeit, die Symptome der Spastik zu reduzieren. Großer Vorteil intrathekaler Applikationen ist das Vermeiden systemischer Nebenwirkungen, zumal die intrathekal notwendige Dosierung relativ klein ist (0,1–0,5 mg/d). Nach erfolgreicher Injektion kann als Dauerlösung die Implantation einer Infusionspumpe diskutiert werden. Die Toleranzentwicklung ist bei intrathekaler Applikation selbst über mehrere Jahre vergleichsweise gering. Bei komplett immobilisierten Patienten mit schwerer Spastik stellt die kontinuierliche intrathekale Baclofen-Applikation eine sichere und effektive Behandlung und in Einzelfällen auch die Therapie der Wahl dar. Vor Implantation muss die positive Wirkung der Substanz jedoch anhand einzelner Injektionen gesichert werden. Potentielle Nebenwirkungen sind auch hier Benommenheit und Somnolenz, vor allem zu Beginn der Therapiephase. Bei Überdosierung können auch schwere Nebenwirkungen in Form von zerebralen Krampfanfällen und Atemdepressionen auftreten.

Behandlung des Tremors

Die im Rahmen der MS auftretenden Tremorformen sind im Wesentlichen der zerebelläre und der posturale Tremor. Auch wenn die Pathophysiologie des Tremors bei der MS nicht in allen Details bekannt ist, handelt es sich hier sehr wahrscheinlich um eine Läsion in den zerebellären Kernen und den efferenten zerebellären Bahnen, insbesondere der dentatorubothalamischen Verbindung. Auch die Rolle des Thalamus in der Entstehung und Kontrolle des Tremors ist im Zusammenhang mit der MS seit der Entwicklung der Thalamus-Chirurgie besser untersucht worden. Tierexperimentell wird dabei die Hypothese gestützt, dass der zerebelläre Tremor das Ergebnis von pathologischen Oszillationen in den sensomotorischen Schleifen ist. Der Nucleus ventralis intermedius des Thalamus scheint dabei eine besondere Rolle zu spielen, da die Ausschaltung dieses Kerns, etwa durch Hochfrequenzstimulation, zu einer deutlichen Unterdrückung der Oszillation und damit des Tremors führen. Dennoch ist die genaue Rolle der thalamischen Kerne im Hinblick auf die Generation des Tremors unklar geblieben.

Medikamentöse und nicht-medikamentöse Behandlungsmöglichkeiten

Die medikamentöse Behandlung des zerebellären Tremors ist nach wie vor unbefriedigend. Einzelne Autoren berichten übereinstimmend über die Verbesserung des Tremors durch die Gabe von Substanzen, die insbesondere GABA-Konzentrationen im synaptischen Spalt erhöhen.

Isoniazid: In einer kleinen Studie berichteten Sabra et al. (1982) bereits Anfang der 80er Jahre über eine Verbesserung des zerebellären Tremors durch die Gabe von Isonizid (z. B. Isozid®, 800–1200 mg/d) und Pyridoxin (Vitamin B$_6$, 100 mg/d). In den folgenden Jahren gab es vereinzelte Studien, die diese Erfahrungen bestätigten und zwei weitere Studien, die keine klinische Besserung der Symptomatik unter Isoniazid erkennen ließen. Einige Autoren modifizierten die tägliche Dosis im Hinblick auf die individuelle Acetylierungsgeschwindigkeit auf 12 mg/kg KG pro Tag für Langsam-Acetylierer bzw. 20 mg/kg KG pro Tag für schnelle Acetylierer. Die beschriebenen Nebenwirkungen sind in der Regel mild. Neben der Erhöhung von Leberenzymen können Schlafstörungen, Fieber, Rötung, Übelkeit, Schluckstörungen und eine erhöhte bronchiale Sekretion auftreten. Eine klare Empfehlung zum Einsatz des Isoniazids oder Vitamin B$_6$ kann nicht gegeben werden.

Andere Medikamente: Weitere Substanzen sind zum Teil nur in einzelnen Studien getestet worden mit geringgradigen oder ohne irgendwelche Effekte. Folgende Substanzen zeigten zumindest ansatzweise Wirkung in der Behandlung des Tremors: Tetrahydrocarnabinol, Primidon, Carbamazepin, L-Tryptophan und Clonazepam. Betablocker sind in der Regel ohne Wirkung auf einen zerebellären Tremor.

Thalamotomie: Die stereotaktische Thalamotomie wird bereits seit den 40er Jahren in der Behandlung hyperkinetischer Bewegungsstörungen, insbesondere bei M. Parkinson sowie beim essentiellen Tremor, benutzt. Bereits in den 60er Jahren wurde dieses Verfahren auch bei MS-Patienten eingesetzt. Übereinstimmend berichten mehrere Studien, auch neueren Datums, über eine deutliche Verbesserung des Tremors nach Thalamotomie. Der Erfolg variiert jedoch innerhalb der einzelnen Studien zwischen 30 und 100%, was im Wesentlichen auf die kleinen Fallzahlen zurückzuführen ist. Problematisch bleibt in diesem Zusammenhang auch weiterhin die Beurteilung des Langzeitverlaufes, der nur selten prospektiv mituntersucht worden ist. Den möglichen Vorteilen steht eine Liste von möglichen Komplikationen gegenüber, die bei immerhin 20–40% der Patienten auftreten können. Typische Komplikationen sind das Auftreten neuer Symptome, die Zunahme der bereits bestehenden Symptomatik, die Verstärkung kognitiver Defizite und der Blasendysfunktion sowie ein postoperatives Guillain-Barré-Syndrom. Aussicht auf ein gutes Behandlungsergebnis haben damit insbesondere Patienten, die zwar durch den Tremor sehr beeinträchtigt sind, jedoch wenig unter sonstigen motorischen Symptomen (insbesondere Plegien) leiden.

Tiefenhirnstimulation: Diese Methode ist in der jüngeren Vergangenheit als Alternative zur Thalamotomie in der Behandlung des essentiellen Tremors sowie des Parkinson-Tremors eingeführt worden. Neue Bildgebungsverfahren erlauben heute die präzise stereotaktische Lokalisierung des Zielbereiches und Implantation der Stimulationselektrode im Nucleus ventralis intermedius des Thalamus. In der Tat kann eine deutliche Besserung der Symptomatik bei fast allen Patienten beobachtet werden, ferner eine erneute drastische Verschlechterung des Zustandsbildes, wenn die Stimulation wieder abgeschaltet wird. Die Langzeitergebnisse der Tiefenhirnstimulation sind etwas vielversprechender als die der Thalamotomie. Soweit bisher beurteilbar, ändert sich dabei der Wirkungsgrad der Stimulation auch über einen Zeitraum von einem Jahr nicht. Die Komplikationsrate der Tiefenhirnstimulation ist deutlich niedriger als die der Thalamotomie; Komplikationen treten – wenn überhaupt – im überwiegenden Falle nur vorübergehend auf. Die Erfahrungen der Tiefenhirnstimulation bei MS-Patienten stützen sich bisher jedoch nur auf vereinzelte Fälle; aber es darf vermutet werden, dass analog zu anderen Bewegungsstörungen die Tiefenhirnstimulation die Thalamotomie auch hier ablösen wird.

Behandlung von Depressionen und anderen affektiven Störungen

Depressive Verstimmungen und Depressionen werden häufig bei MS-Patienten beobachtet. Darüber hinaus finden sich auch andere affektive Störungen wie maniforme Zustandsbilder oder Angststörungen. Die genaue ätiologische Zuordnung ist häufig schwierig, so dass in vielen Fällen offen bleiben muss, ob die Störung das direkte Resultat der Erkrankung oder eine Reaktion auf die Erkrankung ist. Die genaue Prävalenz von Depressionen der MS-Patienten ist unklar und wird je nach Autor zwischen 10 und 50% angegeben. Eindeutig ist jedoch, dass depressive Episoden bei MS-Patienten signifikant häufiger vorkommen als bei anderen, gleichaltrigen und vergleichbaren Patientengruppen mit internistischen Erkrankungen oder anderen chronischen neurologischen Erkrankungen. In Studien zu Erhebung von depressiven Störungen bei MS-Patienten sind bei Verwendung des Beck-Depressions-Index Werte zwischen 11 und 22 (normal 5–7) erhoben worden, was deutlich über den Werten anderer Patientengruppen mit internistischen Erkrankungen, Krebs oder normalen Kontrollgruppen liegt. Auch bipolare Erkrankungen, Angststörungen, Anpassungsstörungen und affektive Störungen wie pathologisches Lachen oder Euphorie sind signifikant häufiger bei MS-Patienten zu finden als in vergleichbaren Kontrollgruppen (s. auch Kapitel 2.2).

Therapeutische Ansätze

Je nach Art der Störung bietet sich eine Kombination aus pharmakologischer Therapie und Psychotherapie an. Im Folgenden wird jedoch nur auf die pharmakologischen Ansätze eingegangen. Hier gelten grundsätzlich die gleichen Richtlinien und Empfehlungen, die auch bei anderen Patienten gelten, die unter Depressionen, Angststörungen oder anderen psychischen Symptomen leiden. Wichtig bei MS-Patienten ist zu berücksichtigen, dass sie wesentlich anfälliger für spezifische Nebenwirkungen der typischen Antidepressiva bereits in weitaus geringeren Dosierungen sind. Insbesondere die anticholinergen Effekte vieler trizyklischer Antidepressiva wie Blasenretention, Akkommodationsstörungen oder Mundtrockenheit sind problematisch. Selektive Serotonin-Wiederaufnahme-Inhibitoren sind daher für MS-Patienten besser geeignet als die trizyklischen Antidepressiva. Ferner sollte bedacht werden, dass viele MS-Patienten bereits unter dem Gefühl der Energielosigkeit und vermehrter Müdigkeit leiden. Antidepressiva mit sedierendem Effekt sind bei ihnen daher wenig hilfreich. Auch MAO-Hemmer sind aufgrund ihrer potentiellen Wechselwirkung mit anderen Substanzen, Nahrungsmitteleinschränkungen aber auch der großen Bandbreite ihrer potentiellen Nebenwirkungen eher ungeeignet für die Behandlung von MS-Patienten. In Tab. **2** sind die wichtigsten Antidepressiva im Hinblick auf die genannten Aspekte, die Startdosierung sowie die therapeutische Dosierung aufgeführt.

Tab. 2 Überblick über die wichtigsten Antidepressiva, die bei MS eingesetzt werden können

Name der Substanz	sedativer Effekt	anti-cholinerger Effekt	Startdosis	Hauptdosis
Amitriptylin (z. B. Saroten®)	hoch	hoch	25–50 mg	150–300 mg
Clomipramin (z. B. Anafranil®)	niedrig	mittel	50–75 mg	150–225 mg
Desipramin (z. B. Pertofran®)	niedrig	niedrig	25–50 mg	75–200 mg
Dibenzepin (Noveril®)	niedrig	niedrig	240 mg	720 mg
Doxepin (z. B. Aponal®)	hoch	hoch	25–50 mg	150–300 mg
Imipramin (z. B. Tofranil®)	mittel	hoch	25–50 mg	150–300 mg
Maprotilin (z. B. Ludiomil®)	mittel	mittel	25–50 mg	75–225 mg
Mianserin (z. B. Tolvin®)	mittel	niedrig	30 mg	180 mg
Mirtazapin (Remergil®)	mittel	sehr niedrig	15 mg	45 mg
Nortriptylin (Nortrilen®)	mittel	mittel	20–40 mg	75–150 mg
Trimipramin (z. B. Stangyl®)	hoch	hoch	25–50 mg	75–300 mg
Citalopram (z. B. Cipramil®)	niedrig	sehr niedrig	20 mg	60 mg
Fluoxetin (z. B. Fluctin®)	niedrig	sehr niedrig	20 mg	20 mg
Fluvoxamin (Fevarin®)	niedrig	sehr niedrig	50 mg	100–300 mg
Nefazodon (Nefadar®)	niedrig	sehr niedrig	100 mg	200–600 mg
Paroxetin (z. B. Seroxat®)	niedrig	sehr niedrig	20 mg	50 mg
Sertralin (z. B. Gladem®)	mittel	sehr niedrig	25–50 mg	50–250 mg
Trazodon (Thombran®)	hoch	sehr niedrig	50–100 mg	150–600 mg
Venlafaxin (Trevilor®)	niedrig	sehr niedrig	75 mg	75–225 mg

Behandlung von Störungen des Urogenitaltraktes

Mehr als 80% der Patienten, die länger als 10 Jahre an Multipler Sklerose leiden, haben bereits Symptome im Bereich des Urogenitaltrakts beobachtet. Durch den geschickten Einsatz symptomatischer Therapie kann hier die bestehende Symptomatik günstig beeinflusst und die Lebensqualität des Patienten deutlich verbessert werden. Besonders betroffen von urogenitalen Symptomen sind Patienten mit Herden im Bereich des Rückenmarkes. In den meisten Fällen besteht dabei eine Schä-

digung des Tractus corticus spinalis lateralis oder reticulospinalis, so dass die supraspinale Unterdrückung autonomer Blasenkontraktionen gestört ist. Dadurch entsteht eine Hyperaktivität des Detrusors und eine so genannte Urge-Inkontinenz. Dies betrifft über 60 % der Patienten. Die Unterbrechung des Tractus reticulospinalis von der Pons stört das synergistische Zusammenspiel zwischen Detrusoraktivität und urethralen Sphinktern. Dadurch können drei weitere Problemkreise auftreten:
- Detrusor-Sphinkter-Dysenergie (Detrusorkontraktion ohne Öffnung des Sphinkters oder umgekehrt),
- inkomplette Sphinkter-Erschlaffung,
- Sphinkterparese.

Je nach Art der Schädigung leidet der Patient also unter einer vermehrten Inkontinenz oder erhöhten Retentionswerten mit Restharn. Problematisch bleibt dabei, dass nicht wenige Patienten, die unter einer Harnretention mit Restharn leiden, hiervon nichts merken. Darüber hinaus muss anamnestisch geprüft werden, ob möglicherweise eine Komedikation vorliegt, die die Blasenfunktion unnötigerweise belastet. Neben Neuroleptika und trizyklischen Antidepressiva mit anticholinergen Effekten sollte vor allen Dingen an α-adrenerge Substanzen gedacht werden, die häufig im Rahmen von Erkältungskrankheiten benutzt werden und durch die Stimulation von α-Rezeptoren der Blase die Blasenentleerung weiter vermindern. Ferner können α-Blocker wiederum, die als Antihypertensiva eingesetzt werden, Stress-Inkontinenz deutlich verstärken.

Behandlung der Inkontinenz

Neben der eigentlichen Inkontinenz treten auch Symptome wie hochfrequentes Wasserlassen oder Nykturie auf. Pharmakologisch wirksam ist hier vor allem die Unterdrückung der nicht-inhibierten bzw. unvollständig inhibierten autonomen Blasenkontraktionen. Verschiedene Substanzen können hier verwendet werden, sollten indiviuell hochtitriert werden, bis ein therapeutischer Effekt erkennbar ist und anticholinerge Nebenwirkungen nicht mehr toleriert werden. Weit verbreitet ist auch die Gabe von Substanzen, die eine direkte Entspannung der glatten Muskulatur bewirken, etwa Oxybutynin oder Flavoxat. Für alle Substanzen, die über diesen Mechanismus wirken gilt jedoch: Vorsicht bei Glaukom und Myasthenia gravis.
- Oxybutynin (z. B. Dridase®) ist das am weitesten verschriebene Medikament (5–30 mg/d) mit einem guten Wirkungs-/Nebenwirkungsverhältnis. Bei über 50 % der Patienten mit Inkontinenzprob-

lematik verbessern sich die Beschwerden signifikant. Flavoxat (Spasuret®) wird in einer Dosierung von 600–800 mg/d gegeben.
- Auch neue selektive Muscarin-Rezeptorblocker wie Tolterodin (Detrusitol®, 2–4 mg/d) zeigen gute Effekte in der Behandlung der Inkontinenz bei relativ geringen anticholinergen Nebenwirkungen.

Sofern eine Indikation zur Verwendung eines trizyklischen Antidepressivums vorliegt, kann auch eine Substanz aus der Gruppe der trizyklischen Antidepressiva mit höherer anticholinerger Nebenwirkung gewählt werden. Auf diese Weise können die Nebenwirkungen des TCA geschickt ausgenutzt werden. In schweren Fällen können Substanzen mit unterschiedlichem Wirkmechanismus auch kombiniert werden. Darüber hinaus besteht die Möglichkeit, eine intermittierende Katheterisierung mit der intravesikalen Applikation anticholinerger Substanzen zu kombinieren. Dies sollte jedoch nur in Zentren mit ausreichender Erfahrung durchgeführt werden. Bei Patienten, die ausschließlich unter einer verstärkten Nykturie und Enuresis leiden, kann auch die Anwendung von Vasopressin bzw. Desmopressin (Minirin®-Dosier-Nasenspray oder Tabletten, 0,2–0,4 mg/d) hilfreich sein. Hierdurch wird die Urinproduktion herabgesetzt und die Blasenfüllung vermindert.

Behandlung von Blasenentleerungsstörungen

Patienten mit Restharn bei Blasenentleerungsstörungen aufgrund von Detrusor/Sphinkter-Dyssynergien (nicht jedoch bei Detrusor-Kontraktionsschwäche) können medikamentös mit α_1-blockenden Substanzen wie Terrazosin (Flotrin®, Startdosis 1 mg abends, dann langsam nach Wirkung auf maximal 7 mg/d steigern), Doxazosin (Cardular®, Startdosis 1 mg, dann langsam wochenweise (!) nach Wirkung auf maximal 4 mg/d steigern), oder Prazosin (z. B. Minipress®, hierfür in Deutschland keine Zulassung) behandelt werden. Aufgrund ihrer blutdrucksenkenden Wirkung müssen α-Blocker langsam eingeschlichen werden. Daneben ist vor allem die auftretende Müdigkeit das Hauptproblem der Therapie. Auch Muskelrelaxantien (z. B. Baclofen, Dantrolen oder Diazepam können zur Behandlung von Blasenentleerunsstörungen dieser Art eingesetzt werden (Dosierungen s. o. bei Behandlung der Spastik). In kleinen Studien zeigte jüngst auch die Anwendung α_2-Agonisten wie Tizanidin (Sirdalud®, Startdosis 6 mg, dann nach Wirkung auf maximal 24–36 mg/d steigern) mit zentraler Wirkung einen günstigen Einfluss auf Entleerungsstörungen. Sollten sich diese Beobachtungen bestätigen lassen, wäre dieser Substanzgruppe aufgrund der guten Verträglichkeit der Vorzug zu geben.

Literatur

[1] Archibald CJ, McGarth PJ, Ritvo PG et al. Pain prevalence, severity and impact in a clinical sample multiple sclerosis patients. Pain 1994; 58: 89–93
[2] Bertolone K, Coyle PK, Krupp LB et al. Cytokine correlates of fatigue in MS. Neurology 1993; 43: 769
[3] Houtchens MK, Richert JR, Sami A et al. Open label gabapentin treatment for pain in multiple sclerosis. Mult Scler 1997; 3: 250–253
[4] Lunardi G, Leandri M, Albano et al. Clinical effectiveness of lamotrigine and plasma levels in essential and symptomatic trigeminal neuralgia. Neurology 1997; 48: 1714–1717
[5] Rammohan K, Rosenberg JH, Pollak CP et al. Provigil (Modafinil): Efficacy and Safety for the treatment of fatigue in patients with multiple sclerosis. Neurology 2000; AAN-Meeting, S11.004
[6] Roelcke U, Kappos L, Lechner-Scott J et al. Reduced glucose metabolism in the frontal cortex and basal ganglia of multiple sclerosis patients with fatigue: a 18 F-fluorodeoxyglucosepositron emission tomographic study. Neurology 1997; 48: 1566–1571
[7] Sabra AF, Hallett M, Sudarsky L et al. Treatment of action tremor in multiple sclerosis with isoniazid. Neurology 1982; 32: 912–913

3.11 Multiple Sklerose und Schwangerschaft: Möglichkeiten und Grenzen der Therapie

O. Kastrup, V. Limmroth und L. Hubrecht

Obwohl sich die MS klinisch im Alter von 10 bis 60 Jahren manifestieren kann, findet sich ein deutlicher Altersgipfel zwischen dem 20. und 40. Lebensjahr. Darüber hinaus ist die MS eine Erkrankung, die bei Frauen häufiger vorkommt und somit vor allem im gebärfähigen Alter einer Patientin beginnt. Nicht nur bei Patientinnen mit blandem Verlauf einer MS, sondern auch aufgrund der inzwischen nahezu normalen Lebenserwartung und verbesserten therapeutischen Möglichkeiten schwerer Fälle, werden Arzt und Patientin häufig mit der Frage nach Möglichkeit und Gefahr einer Schwangerschaft konfrontiert. Ein besonderes Interesse der Patientinnen gilt dabei der Frage nach dem Effekt der Schwangerschaft auf die MS und den möglichen Komplikationen in der Schwangerschaft. Hierzu zählen Spontanaborte und Fehlbildungen. Die Frage des kindlichen Risikos, im weiteren Verlauf des Lebens an MS zu erkranken, wird in diesem Kapitel nicht besprochen.

Historischer Rückblick

Bereits Tillmann (1950) und Sweeny (1955) berichteten, dass die Schwangerschaft wahrscheinlich keinen Effekt auf den Verlauf der MS hat. In einer retrospektiven Studie fanden Miller et al. (1959) eine durchschnittliche Schubrate pro Schwangerschaftsjahr von 0,265 pro Jahr im Vergleich zu einer Rate von 0,10 Schüben pro Jahr bei Frauen ohne Schwangerschaften. Da allerdings in aktuellen prospektiven Studien von einer Schubrate zwischen 0,5 und 1,4 Schüben pro Jahr ausgegangen wird, ist diese Studie nur eingeschränkt zu verwerten. Weitere Studien in den 60er bis 80er Jahren zeigten konstant erhöhte Schubraten nach der Entbindung, obwohl in keiner Studie ein negativer Langzeiteffekt auf den Verlauf der Multiplen Sklerose gesehen wurde. Einschränkend muss hinzugefügt werden, dass in vielen dieser Studien die definierten Kriterien für einen Schub nicht gut operationalisiert waren. Aufgrund des physischen und psychischen Stresses der Entbindung, der allgemeinen Erschöpfung und nachfolgender Schlafstörungen können Symptome im Sinne eines so genannten Pseudoschubes ausgelöst werden, die wie auch Parästhesien in der Schwangerschaft häufiger sind. Diese epidemiologischen Probleme früherer Studien treffen insbesondere auf retrospektive Studien zu. Eine retrospektive Studie von Thompsen et al. (1986) ergab bei 178 Patientinnen keinen Hinweis auf einen Zusammenhang zwischen Schwangerschaft und dem weiteren Verlauf der Behinderung. Weinshenker et al. (1989) untersuchten den Effekt der Schwangerschaft auf die Langzeitbehinderung, gemessen am EDS-Score. Auch hier konnte keine Korrelation zwischen der Zahl der Schwangerschaften sowie dem Auftreten von MS-Schüben während der Schwangerschaft und dem Ausmaß der Längsschnittbehinderung gesehen werden.

Aktuelle Studien

Neuere prospektive Studien [5,18] haben validere Daten über den fehlenden Einfluss von Schwangerschaften auf den Verlauf der MS ergeben. Sadovnik et al. (1994) untersuchten prospektiv schwangere MS-Patientinnen hinsichtlich des Schwangerschaftsverlaufs sowie der Schubhäufigkeit während der Schwangerschaft und bis zu 6 Monate nach der Entbindung. Sie fanden eine verringerte Schubrate insbesondere im 3. Trimester. Die Schubrate in den ersten 6 Monaten nach der Entbindung unterschied sich nicht von Kontrollen. In einer multizentrischen europaweiten Studie untersuchten Confavreux et al. (1998) 254 MS-Patientinnen über die Zeit von 269 Schwangerschaften. Die Patientinnen wurden bis zu 12 Monaten nach der Entbindung untersucht, die Behinderung nach dem EDSS graduiert. Auch diese Studie zeigte, dass sich die Schubrate während der Schwangerschaft verringerte, insbesondere im 3. Trimester. In den ersten 3 Monaten postpartum ergab sich hingegen eine leichte Schubhäufung, bevor die Schubrate dann wieder auf das Ausgangsniveau vor der Schwangerschaft sank.

Immunologische Mechanismen

Bei schwangeren Frauen zeigt sich eine Aktivierung des Immunsystems, die ihren physiologischen Sinn im Schutz der Mutter und des Kindes vor peripartalen Infektionserkrankungen hat. Es ist gut bekannt, dass ein breites Spektrum von Autoimmunerkrankungen während der Schwangerschaft und nach der Entbindung eine Veränderung der Krankheitsaktivität zeigen, mit, je nach Erkrankung, sowohl einer Abals auch einer Zunahme der Krankheitsaktivität. Insbesondere die rheumatoide Arthritis zeigt bei drei Viertel der Patientinnen einen ausgesprochen günstigen Verlauf in der Schwangerschaft und häufig auch danach [11]. Patientinnen mit systemischen Autoimmunerkrankungen hingegen, insbesondere Sklerodermie-Patientinnen erleiden in der

Hälfte der Fälle eine deutliche Verschlechterung ihrer Erkrankung [6]. Die Myasthenia gravis, eine andere neurologische Autoimmunerkrankung, scheint durch eine Schwangerschaft keine deutliche Veränderung des Spontanverlaufes zu zeigen, wenn auch perinatale Komplikationen, Fehlbildungen oder andere Erkrankungen des Säuglings häufiger sind.

Die immunologischen Mechanismen, die zu der Veränderung der Krankheitsverläufe führen, liegen auf zellulärer, humoraler und hormoneller Ebene. Von zentraler Bedeutung scheint während der Schwangerschaft die Veränderung der T-Lymphozytenfunktion, was einen Einfluss auf den Verlauf einer MS begreiflich machen kann. Tierexperimentelle Daten stützen die Annahme eines hormonellen Einflusses auf T-Zellfunktion und Zytokinsynthese. Anhand des tierexperimentellen Modells der experimentellen autoimmunen Enzephalomyelitis (EAE), einer T-Helferzell-vermittelten Autoimmunerkrankung, wurde der Effekt von Estriol-, Progesteron- und Plazebo-Implantationen in Mäusen untersucht [7]. Die Ergebnisse zeigten eine deutliche Reduktion der Ausprägung der EAE bei den mit Estriol behandelten Mäusen, wohingegen Progesteron keinen Effekt hatte. Die Estriol-Spiegel lagen etwa auf der Höhe derer in der späten Schwangerschaft. Die Estriol-behandelten Mäuse zeigten ferner signifikant höhere Serumspiegel von IgG-Antikörpern gegen das myelin-basische Protein (MBP). Im Weiteren konnte neben der Veränderung der MBP-spezifischen T-Lymphozytenantwort bei den Estriol-behandelten Mäusen auch eine signifikant erhöhte Synthese von Interleukin 10 (Il10) nachgewiesen werden. Dieses Zytokin hat auch beim Menschen vermutlich eine anti-inflammatorische Funktion. Diese Ergebnisse legen den Schluss nahe, dass Östrogene die immunologischen Mechanismen beeinflussen bzw. modulieren, die in der Schwangerschaft zu einem besseren Verlauf T-Zell-mediierter Autoimmunerkrankungen wie der Multiplen Sklerose führen.

In einer weiteren Studie wurde ferner nachgewiesen, dass Estradiol bei MS-Patienten und normalen Kontrollen selektiv die Zytokinsekretion in Proteolipid-Protein(PLP)-spezifischen CD4-positiven T-Zellklonen modifiziert [4]. Die Daten legen nahe, dass Estradiol regulierend in die Synthese pro- und anti-inflammatorischer Zytokine eingreift. Im Weiteren wurde in einer Studienreihe auch der Effekt von Estron, Estriol, Progesteron und Dexamethason untersucht. Die Ergebnisse zeigten auch hier, dass Estron und Estriol die Sekretion von Il10 und Interferon-γ in einer dosisabhängigen Beziehung, ähnlich zum Estradiol, erhöhten. Zusätzlich hatten Estradiol, Estriol und Estron einen biphasischen Effekt auf die TNF-α-Sekretion, wobei sie bei niedrigen Konzentrationen stimulierend und bei hohen Dosen inhibierend wirkten. Kein Östrogen beeinflusste die Il4- oder TGF-β-Sekretion. Hingegen erhöhte

Progesteron die Il4-Sekretion, ohne einen Effekt auf die anderen getesteten Zytokine. Zusammenfassend kann festgestellt werden, dass Hormone offensichtlich einen sehr differenzierten Effekt auf die Zytokinsynthese und -sekretion haben. Hohe Hormonspiegel scheinen zur Zeit der Schwangerschaft eher anti-inflammatorische Mechanismen zu unterstützen. Die exakten Mechanismen, die für die klinischen Effekte bei der MS verantwortlich sind, bleiben aber derzeit noch unklar.

Therapie der Multiplen Sklerose in der Schwangerschaft

Immunsuppressive Therapie

Eine wichtige Frage ist die Situation einer unter Azathioprin-(z.B. Imurek®)Medikation eingetretenen Schwangerschaft, auch wenn während der Einnahme von Azathioprin eine obligate sichere Kontrazeption durchgeführt werden sollte. Obwohl theoretisch eine teratogene Wirkung der Substanz vorliegt und Einzelfälle von skelettalen Fehlbildungen wie Polydaktylie sowie Myelosuppression aufgetreten sind (Übersicht bei 21), gilt die Azathioprin-Therapie nicht als Indikation zu einem Schwangerschaftsabbruch. Zumeist verlaufen Schwangerschaften bei MS unter Azathioprin-Therapie komplikationslos, die Substanz sollte dann allerdings abgesetzt werden. Grundsätzlich muss allerdings auch bei nach dem ersten Trimenon entdeckter Schwangerschaft das Risiko der fetalen Schädigung mit dem Risiko einer Schubinduktion durch abruptes Absetzen von Azathioprin abgewogen werden. Zu einer ausführlichen Übersicht über Azathioprin und Schwangerschaft wird auf Kapitel 3.3 verwiesen. Methotrexat, Cyclophosphamid und Mitoxantron sind aufgrund der hohen Teratogenität eindeutig kontraindiziert.

Schwangerschaft und Interferontherapie

Da in Tierversuchen bei sehr hohen Dosierungen eine erhöhte Abortrate aufgezeigt wurde, wird auch während einer Interferon-β-Therapie eine effektive Schwangerschaftsvorbeugung empfohlen. Die Schubprophylaxe sollte daher bei Kinderwunsch unterbrochen werden. Da keine abschließenden Erfahrungen über die Auswirkung einer Interferon-β-Dauertherapie auf den Verlauf einer Schwangerschaft und die Entwicklung des Fetus beim Menschen vorliegen, wird derzeit zu einem Abbruch der Behandlung mit Interferon-β geraten, wenn es zu einer Schwangerschaft kommt. Es besteht jedoch keine Indikation zu einem Abbruch der Schwangerschaft bei vorheriger Interferon-Therapie. Sollte zur Zeit eines geplanten Beginns einer immunmodulierenden Therapie ein Kinderwunsch bestehen, ist es ratsam, mit der Therapie erst nach beendeter Schwangerschaft zu beginnen. Bei allen unter einer Interferon-β-Therapie entstandenen Schwangerschaften, die ausgetragen wurden, sind bisher keine klar auf Interferon-β zurückzuführenden Schäden bekannt geworden. Trotzdem sollte bei diesen Patientinnen eine engmaschigere Schwangerschaftsüberwachung als üblich erfolgen. Für Männer, die Interferon-β einnehmen, ist es unbedenklich, Kinder zu zeugen, da keine relevanten bekannten Auswirkungen auf die Spermatogenese bestehen. Da es allerdings bedingt durch die Hemmung der Zellteilung zu einer Reduktion der Anzahl befruchtungsfähiger Spermien kommen kann, sollte bei Kinderwunsch ggf. eine Injektionspause vorgenommen werden. Bei Patientinnen sollte die Prophylaxe, wenn sie regelhaft vor einer Schwangerhaft unterbrochen wurde, erst nach Beendigung der Stillzeit wieder begonnen werden, da Interferone in die Muttermilch übergehen.

Schwangerschaft und Glatirameracetat

Sofern heute beurteilbar ist Glatirameracetat (Copaxone®) nicht teratogen. Unkomplizierte Schwangerschaften konnten im Rahmen der Zulassungsstudien dokumentiert werden. Eine Studie zur Verwendung von Glatirameracetat liegt wie auch eine Zulassung zur Anwendung während der Schwangerschaft nicht vor.

Schubtherapie in der Schwangerschaft

Bei Exazerbationen mit nur geringer Beeinträchtigung (zum Beispiel rein sensible Symptomatik) sollte der Verlauf zunächst nur beobachtet werden. Bei schweren Schüben sollte nach dem üblichen Schema (s. Kapitel 3.1) behandelt werden, da Kortikosteroide in der Schwangerschaft nicht kontraindiziert sind und auch nach dem ersten Trimenon als risikoarm gelten. Patientinnen mit schweren Schüben in der Schwangerschaft haben möglicherweise ein erhöhtes Risiko eines erneuten Schubs post partum. In einer neueren Studie [1] konnten postpartal eingesetzte intravenöse Immunglobuline die Stabilisierung des Verlaufs erreichen.

Adjuvante Therapie in der Schwangerschaft

Antispastika (Baclofen, Tizanidin) sowie Antidepressiva (Trizyklika und SSRI) gelten als möglicherweise teratogen, Therapeutika gegen Blasenstörungen (z. B. Oxybutinin) gelten als sicher. Eindeutige Therapieempfehlungen können in Ermangelung von Studien nicht erfolgen.

Multiple Sklerose und Stillen

Mehrere Studien haben sich der Frage gewidmet, ob das Stillen des Säuglings einen Einfluss auf den Verlauf der MS hat. Inzwischen gilt es als gesichert, dass dem nicht so ist.

Multiple Sklerose und Epiduralanalgesie während der Entbindung

Es bestand früher Zurückhaltung bei MS-Patientinnen, eine epidurale Anästhesie vorzunehmen, aus der Befürchtung, den Krankheitsverlauf zu verschlechtern. Sowohl kasuistisch als auch anhand von größeren Studien konnte in den letzten Jahren gezeigt werden [14], dass eine epidurale Anästhesie keinen Einfluss auf den Verlauf der MS hat und so als eine sichere und gerade für die MS-Patientinnen gut geeignete Anästhesieform betrachtet werden kann.

Zusammenfassung

Inzwischen darf als gesichert gelten, dass Patientinnen mit schubförmiger MS eine leichte Reduktion der Schubrate in der Schwangerschaft, besonders im dritten Trimenon erleben, dann jedoch mit einem möglicherweise erhöhten Schubrisiko in den ersten drei Monaten post partum rechnen müssen. Dieses leicht erhöhte Risiko scheint aber keinen negativen Effekt auf die Behinderungsrate im weiteren Verlauf zu haben. Möglicherweise verlängert auch eine ausgetragene Schwangerschaft das Zeitintervall bis zum Erreichen eines höheren Behinderungsgrades oder auch eines Übergangs in eine sekundär progressive Verlaufsform. Die derzeitige Datenlage bezieht sich hauptsächlich auf Patienten mit schubförmig-remittierender MS in früheren Stadien. Auf Patientinnen in fortgeschrittenen Stadien oder mit chronisch-progredienter Verlaufsform sind die Erkenntnisse nur begrenzt übertragbar. Wichtig ist jedoch, dass die Multiple Sklerose den Verlauf der Schwangerschaft, den Geburtsvorgang und die kindliche Gesundheit nicht negativ zu beeinflussen scheint.

Zusammenfassend ist aufgrund dieser Erkenntnisse bei Patientinnen mit Multipler Sklerose und Kinderwunsch in leichteren und mittleren Stadien mit schubförmig remittierender Verlaufsform eine Schwangerschaft als unproblematisch anzusehen. Die Multiple Sklerose ist per se keine Indikation zum Schwangerschaftsabbruch; auch Schwangerschaften, die unter Interferon- oder Azathioprin-Therapie aufgetreten sind, können grundsätzlich ausgetragen werden. Zu den chronisch-progredienten Verlaufsformen liegen keine Daten vor.

Bei Fluktuationen bekannter Symptome oder rein sensiblen Symptomen sollte zunächst abgewartet werde. Eindeutige Schübe können jedoch wie auch sonst mit Kortikosteroiden behandelt werden. Indikation zu einem Schwangerschaftsabbruch bleiben nach bisherigen Erfahrungen seltene Ausnahmefälle.

Literatur

[1] Achiron A, Rotstein Z, Noy S et al. Intravenous immunoglobulin in childbirth associated exacerbations in multiple sclerosis: a pilot study. J Neurol 1996; 243: 25–28

[2] Confavreux C, Hutchinson M, Hours M et al. Multiple sclerosis and pregnancy: clinical issues. Rev Neurol (Paris) 1999; 155: 186–191

[3] Confavreux C, Hutchinson M, Hours M et al. Rate of pregnancy-related relapse in multiple sclerosis. N Engl J Med 1998; 339: 285–291

[4] Correale J, Arias M, Gilmore W. Steroid hormone regulation of cytokine secretion by proteolipid protein-specific CD4 + T cell clones isolated from multiple sclerosis patients and normal control subjects. J Immunol 1998; 161: 3365–3377

[5] Damek DM, Shuster EA. Pregnancy and multiple sclerosis. Mayo Clin Proc 1997; 72: 977–989

[6] Estes D, Larson DL. Systemic lupus erythematosus and pregnancy. Clin Obstet Gynecol 1965; 8: 307–321

[7] Kim S, Liva SM, Dalal MA. Estriol ameliorates autoimmune demyelinating disease: implications for multiple sclerosis. Neurology 1999; 52: 1230–1238

[8] Kurtzke JF. Rating neurological impairment in multiple sclerosis: an expanded disability status scale (EDSS). Neurology 1983; 33: 1444–1452

[9] Millar JHD, Allison RS, Cheesmann EA et al. Pregnancy as a factor influencing relapse in disseminated sclerosis. Brain 1959; 82: 417–426

[10] Orvieto R, Achiron R, Rotstein Z et al. Pregnancy and multiple sclerosis: a 2-year experience. Eur J Obstet Gynecol Reprod Biol 1999; 82: 191–194

[11] Persellin RH. The effect of pregnancy on rheumatoid arthritis. Bull Rheum Dis 1977; 27: 922–927

[12] Sadovnick AD, Baird PA, Ward RH. Multiple sclerosis: updated risks for relatives. Am J Med Genet 1988; 29: 533–541
[13] Sadovnick, AD, Eisen K. Pregnancy and multiple sclerosis – A pProspective sStudy. Arch.Neurol 1994; 51: 1120–1124
[14] Salvador M, Redin J, de Carlos J et al. Multiple sclerosis and obstetric epidural analgesia Rev Esp Anestesiol Reanim 1997; 44: 33–35
[15] Sweeney WJ. Pregnancy and multiple sclerosis. Am J Obstet Gynecol 1955; 66: 124–130
[16] Thompson DS, Nelson LM, Burns A et al. The effects of pregnancy in multiple sclerosis: a retrospective study. Neurology 1986; 36: 1097–1099
[17] Tillmann A. The effect of pregnancy on multiple sclerosis and ist management. Res Publ Assoc Res Nerv Ment Dis 1950, 548–582
[18] Weinshenker BG, Hader W, Carriere W et al. The influence of pregnancy on disability from multiple sclerosis: a population-based study in Middlesex Bounty, Ontario. Neurology 1989; 30: 1338–1440
[19] Weinshenker BG, Bass B, Rice GP et al. The natural history of multiple sclerosis: a population-based study, I: clinical course and disability. Brain 1989; 112: 133–146
[20] Weinshenker BG, Bass B, Rice GP et al. The natural history of multiple sclerosis: a population-based study, II: the predictive value of the early clinical course. Brain 1989; 112: 1419–1428
[21] Williamson RA, Karp LE. Azathioprine teratogenicity. Review of the literature and case report. Obstet Gynecol 1981; 58: 247–250

Sachverzeichnis

A

ACTH 42
Adhäsionsmolekül 6
Allodynie 115
Amantadin 35, 119 f
Ambulations-Index 39
Aminopyridin 35
Amitriptylin 116, 128
Anafranil 121
Angststörung 127
Anpassungsstörung 127
Antidepressiva 127 f
– Inkontinenz-Behandlung 130
– Teratogenität 137
Antikörper
– anti-idiotypische 79
– neutralisierende 69 f
Antimyelin-Antikörper 79
Antiphlogistika, nicht-steroidale 117
Antispastika 137
Astrozyten 5
Atrophie
– spinale 13 f, 28
– zerebrale 12 f, 28
Aufmerksamkeit 33
Aufmerksamkeitsbelastungs-Test nach Brickenkamp 33
Autoantigen 6
Autoimmunerkrankung 2, 133
Axonläsion 4 ff, 9 ff, 21, 23 ff
Axonverlust 11
Azathioprin 53 ff, 108
– Basistherapie 50 f
– Krebsrisiko 58
– Nebenwirkung 57 f
– Schwangerschaft 58 f, 135
– Wirkung
– – schubprophylaktische 56
– – teratogene 58

B

Baclofen 117, 122
– intrathekales 124
Balken
– Atrophie 22
– MS-Plaques 19 f, 22
– Verschmälerung 12
Behinderung 12, 27 f
Behinderungsskala 39 f
Benzodiazepine 117
Betaferon-Studie 34
Betätigung, sportliche 120
Black-holes 20 f
Blasenentleerungsstörung 130
Blasenspasmus, schmerzhafter 117
α-Blocker 130
Blut-Hirn-Schranke
– Kontrastmittel-Übertritt 23
– T-Lymphozyten-Migration 5, 7
B-Lymphozyten 6
Botulinumtoxin 122, 124
Brownsche Molekularbewegung 30

C

Calcineurin 89
Carbamazepin 114 ff
– Schmerz, distal nozizeptiver 117
CD4-Helferzellen 87
CD8-Suppressorzellen 87
CHAMPS-Studie 48, 67
Cholestase, intrahepatische 57
Cladribin 92, 108
– Nebenwirkung 84
Clomipramin 128
Clonazepam 122
Clonidin 122
Copaxone-Studie 35
Copolymer-173
Cyclophosphamid 86 ff, 105 f
– Dosierung 88 f
– Eskalationstherapie 51
– Nebenwirkung 84
Cyclosporin A 89 f, 108
– Nebenwirkung 84
Cyclosporin-Studie 35

D

Dantrolen 123
Dauertherapie 47 ff
Dawson-Finger 20
Defizit
– kognitives 31 ff
– – Verbesserung 34
– neuropsychologisches 31 ff
Demyelinisierung 4, 10, 27
Depression 71
– Therapie 126 ff
Desipramin 121, 128
Desoxyspergualin 108 f
Detrusor, Hyperaktivität 129
Detrusor-Sphinkter-Dyssynergie 129 f

Dexrazoxan 85
Diazepam 123
Diffusions-Koeffizient, molekularer 30
Disability Status Scale (DSS) 38
Doxazosin 130
Doxepin 128
Dysästhesie 115

E

Energielosigkeit 31, 35
– Behandlung 118 ff
Entbindung 137
Entmarkung, T2-Bild 20
Entmarkungsherd 4
Entzündungshemmung 79
Entzündungsreaktion 4, 6
– T_2-Bild 20
Enuresis 130
Enzephalomyelitis, disseminierte, akute 21
Epidemiologie 2 f
Epiduralanalgesie 137
ERAZIMUS 57
Erwerbsunfähigkeit 32
Eskalationstherapie 51
ETOMS-Studie 48, 68
Expanded Disability Status Scale (EDSS) 27, 38 f

F

Fatigue-Syndrom 118, 120 f
Fehlbildung, skelettale 135
Fieber 70, 81
FLAIR-Sequenz 19
Flavoxat 130
Fluoxitin 121, 128
Funktionssystem-Score 38

G

Gabapentin 115 ff
– Spastizitäts-Therapie 123
Gadolinium-DTPA 22, 25
Ganzkörperbestrahlung 95 f, 109 f
Gedächtnis 32 f
Gehfähigkeit 39
Genetik 3
Glatirameracetat 47, 51, 73 ff
– Nebenwirkung 75 f
– Schwangerschaft 136
Gliose 20
Glukokortikoide 42 ff, 103
Glukose-Metabolismus 118
Glutamat 6
Glykoprotein, myelinassoziiertes 6
Graft-versus-Host-Reaktion 97

H

Hirnatrophie 12 f, 28
Histologie 4 f
HLA DR2-Allel 3
Hyperpathie 115

I

ICAM-1 6
IgG 6
Imipramin 128
Immunadsorption 100
Immunglobuline, intravenöse 78 ff, 109
– – Nebenwirkung 81 f
Immunmodulation
– Glatirameracetat 74
– Plasmapherese 100
Immunologie 5 ff
Immunsuppression
– Azathioprin 54
– Mitoxantron 85
– Schwangerschaft 135
Immunsuppressiva 105 ff
Infertilität 88
Informations-Verarbeitungsgeschwindigkeit 32 f
– Verbesserung 34 f
Inkontinenz 129 f
Integrine 6
Interferon α 62 f
Interferon β 62 ff
– – Antikörper, neutralisierende 69 f
– – Basistherapie 50 ff
– – Langzeitwirkung 67
– – Nebenwirkung 66, 70 f
– – Schwangerschaftsvorbeugung 135 f
– – bei der sekundär chronisch progredienten Verlaufsform 104 f
– – Wirksamkeitsstudie 64 ff
Interferon β-1 a 63 ff
Interferon β-1 b 63 ff
– – Wirkungsverlust 69
Interferon γ 5, 62 f
Interferonstudie 34
Interleukin 2 5, 89
Interleukin 3 89
Interleukin 6 f, 89
Interleukin 10 6 f, 134
Isoniazid 125

K

Kardiomyopathie, kongestive 86
Kardiotoxizität 85, 107
Kernspintomographie s. Magnetresonanztomographie
Kinderwunsch 136, 138
Knochenmarksdepression 88

Knochenmarkstransplantation 96 ff, 110
Kontrastmittel, paramagnetisches 22 f
Kontrazeption 135
Konzentrationsstörung 31
Kortex, MS-Plaques 19
Krankheitsaktivität
- Schwangerschaft 133
- systemische, chronische 14
Krankheitsprogression, Verlangsamung
- – Interferon β 104
- – Methotrexat 91
Krebsrisiko, erhöhtes 58

L

Lamotrigin 115 f
Läsion
- axonale 9 ff
- – klinische Bedeutung 11 f
- – Nachweis 11
- demyelinisierte, inaktive 4
- frühaktive 4
- Gadoliniumaufnahme 4 f
- ischämische 21
- Kontrastmittel-Enhancement 23 ff
- späte aktive 4
- spinale 25 ff
Läsionslast
- Interferon β 67
- Reduktion 54
- T_2-Gewichtung 11 ff, 20
Leistungsminderung 31
Leistungsprüfsystem 33
Lernfähigkeit 32 f
Lesion load s. Läsionslast
Leukenzephalopathie, arteriosklerotische, subkortikale 21
Leukopenie 70

Leukozytopenie 57
Linomid 108
Lyme-Borreliose 21
Lymphknotenbestrahlung 95
Lymphotoxin 5

M

Magnetization-Transfer-Technik (MTT) 24 f, 28 f
Magnetresonanzspektroskopie 29
Magnetresonanztomographie 4 f, 18 ff
- Befund/Behinderung-Korrelation 27 f
- Delayed-Scanning 24
- Diffusionsgewichtete 30
- Hochfeldgerät 25
- Kontrastverstärkung, intravenöse 22 ff
- Läsion, spinale 25 ff
- Schnittführung, sagittale 20
- T_1-Gewichtung 24
- – Hypointensität 20 f, 27 f
- T_2-Gewichtung 22
- – Hyperintensität 19 f
- – lesion-load 11 ff, 20
- – Ödem 20
- Verlaufsuntersuchung, quantitative 12
Maprotilin 128
Mesna 88
Methotrexat 91, 107 f
- Nebenwirkung 84
Methotrexat-Studie 34 f
Methylprednisolon 35
- Schubbehandlung 42 ff
Methylprednisolon-Puls-Therapie (MPPT) 44 f
Mianserin 128
Mikroglia 5

Mitoxantron 85 f, 107
- Dosierung 86 f
- Eskalationstherapie 51
- Nebenwirkung 84, 86
Modafiwil 120
Mosaik-Test 33
MR-Protokoll, kraniales 25
MS-Herd, spinaler 25 ff
MS-Plaques
- Form
- - elliptische 19
- - oväläre 19, 21
- Heterogenität 4
- Lokalisation 19
- Magnetization-Transfer-Ratio 28
- Nachweis, kernspintomographischer 18
Müdigkeit 118
Multiple
- Sclerosis Functional Composite Measure 40
- Sklerose (s. auch Therapie, s. auch Verlauf)
- - Diagnose 20 f, 25
- - Differenzialdiagnose 21 ff
- - genetische Disposition 3
- - Konversionsrate 68
- - Prävalenz 2
Muscarin-Rezeptorblocker 130
Muskelrelaxantien 130
Muskelschmerz 70
Myelin 4 ff
Myelin-Antikörper 7
Myelin-Oligodendrozyten-Glykoprotein 6
Myelinprotein, basisches (MBP) 6, 73
Myelinscheide, Regenerationsfähigkeit 4
Myelosuppression, fetale 58

N

NAA-Peak 29
N-Acetylaspartat (NAA) 11, 29
Natriumkanal 10, 114
Nefazodon 121, 128
Nekrose 70
Neuropathie, demyelinisierende 109
Neurotoxizität 6
Non-A-Non-B-Hepatitis 81
Nucleus ventralis intermedius 125 f
Nykturie 129 f

O

Ödem 20
Oligodendrozyten 5
Oligodendrozyten-Dystrophie 4
Oligodendrozyten-Vorläuferzellen 79
Opiate 116
Osteoporose 115, 117
Östrogene 134 f
Oxacarbazepin 116
Oxybutynin 129 f

P

Panzytopenie 86
Parästhesie 132
Photopherese, extrakorporale 109
Physostigmin 35
Plasmapherese 99 f, 109
Polydaktylie 135
Postinjektionsreaktion 76
Prazosin 130
PRISMS-Studie 67
Proteolipidprotein 6
Psychoanaleptika 120

R

Rating-Skala 38 ff
Remyelinisierung 79
– T_2-Bild 20
Retrobulbärneuritis 10, 50
– Kortikoidtherapie 42
α-Rezeptor 129
Rollstuhlpflichtigkeit 110
Rückenmarksatrophie 12 f, 28
Rückenschmerz 115
– osteoporotischer 117

S

Schlafstörung 132
Schmerz
– brennender 115
– distal nozizeptiver 115, 117
– somatisch nozizeptiver 115, 117
Schmerzsyndrom, neuropathisches 115 f
Schmerztherapie 114 ff
Schubbehandlung 42 ff
– Schwangerschaft 136
Schubprophylaxe 18, 81
Schubrate 132 f
– hohe 50
– Reduktion
– – Glatirameracetat 75
– – Immunglobulintherapie, intravenöse 80 f
– – Interferon-β-Therapie 67
– – Mitoxantron 85
Schwangerschaft 132 ff
– Azathioprin 58 f
Scripps-Neurologic-Rating-Scale 40
Sehbahn, MS-Plaques 19
Sehstörung, zerebral bedingte 32
Seitenventrikel, Erweiterung 12

Serotonin-Wiederaufnahme-Hemmer 127
Sertralin 121, 128
Spasmus, schmerzhafter 115, 117
Spastik
– Behandlung 121 ff
– Verstärkung 105
Sphinkter-Erschlaffung, inkomplette 129
Sphinkterparese 129
Stammzelltransplantation, periphere 96 ff
Stillen 137
Stufentherapie 50 f
Symptomrückbildung 50
Symptom/Verlauf-Korrelation 50
Symptomzunahme, chronisch-progrediente 50

T

Teilleistungsschwäche 32
Temolin 120
Terazosin 130
Test, psychometrischer 32 f
Testbatterie zur Aufmerksamkeit 33
Tetrazepam 123
Thalamotomie 125 f
Therapie 42 ff
– immunoablative 98 f
– nicht-medikamentöse 95 ff
– Schwangerschaft 135 ff
– symptomatische 114 ff
Therapiebeginn, früher 12 f, 47 ff
Therapieempfehlung 50 f
Therapieindikation 49
Therapieversagen, primäres 51
Th 1-Lymphozyten 5
Th 2-Lymphozyten 5 f, 74
Thrombozytopenie 57
Thymoleptika 121

Tiefenhirnstimulation 126
Tizanidin 122, 130
Tolterodin 130
Topiramat 116
Tractus retriculospinalis, Unterbrechung 129
Transaminasenanstieg 57, 70
Tremor 124 f
– Behandlung 125 f
Trigeminus-Neuralgie 115
Troiano-Scale 40
Tumornekrosefaktor α 5
– – Abnahme 54
– – Hemmung 89
T-Zell-Aktivierung 5, 89
T-Zell-Rezeptor 79

U

UBOs (unidentified bright objects) 22
Urge-Inkontinenz 132
Urogenitaltrakt, Störung 128 ff

V

Vaskulitis 21
Vasopressin 130
Venlafaxin 128
3. Ventrikel, Erweiterung 12
Verlauf
– benigner 48
– chronisch-progredienter 48, 55
– – Cyclophosphamid-Therapie 88
– – Immunsuppressiva 105 ff
– – Stammzelltransplantation, periphere 97 f
– – Therapieansatz 102 ff
– milder 50
– primär chronisch-progredienter
– – – Definition 102
– – – Therapie 111
– schubförmiger 47 ff, 53
– – Azathioprintherapie 55 ff
– – Glatirameracetat-Therapie 76
– – Mitoxantron 85
– – Zytostatika 84
– schwerer 50
– sekundär chronisch-progredienter 102, 110
– – – Glukokortikoide 102
– – – Interferon-β-Therapie 68
– – – Zytostatika 84
Verlaufsparameter 13 f, 27 f
Verstimmung, depressive 126
Vorstellungsvermögen, räumliches 32, 34

W

Wachheitsgrad 119

Z

Zahlenverbindungstest nach Oswald 33
Zellen, antigenpräsentierende 5
Zelluntergang 21
Zystitis, hämorrhagische 88
Zytokine 134
– antiinflammatorische 3, 6
– Hemmung 44
– proinflammatorische 3, 5
Zytostatika 84 ff